U0110656

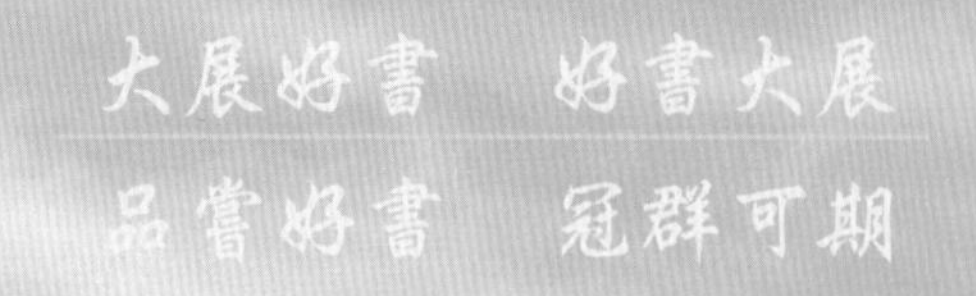
大展好書 好書大展
品嘗好書 冠群可期

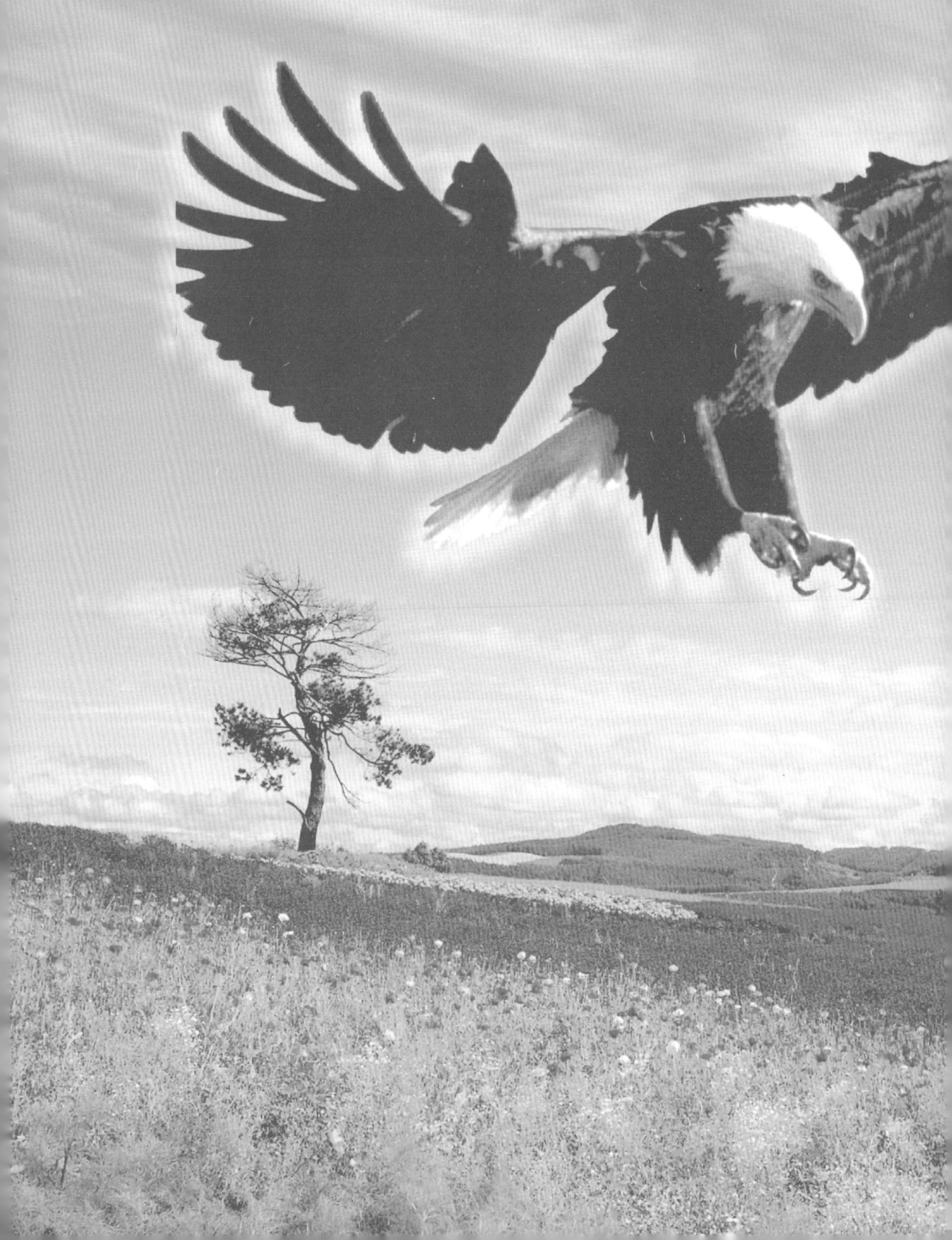

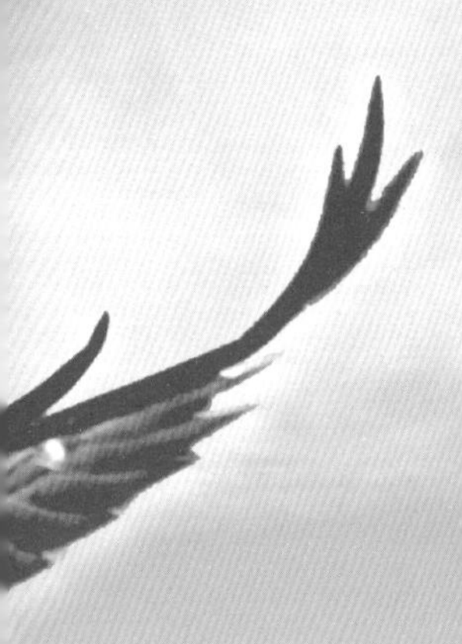

中醫保健站 108

三部六病臨證發微

武德卿　編著

蘇慶民
臧東來　顧問

康守義　審稿

大展出版社有限公司

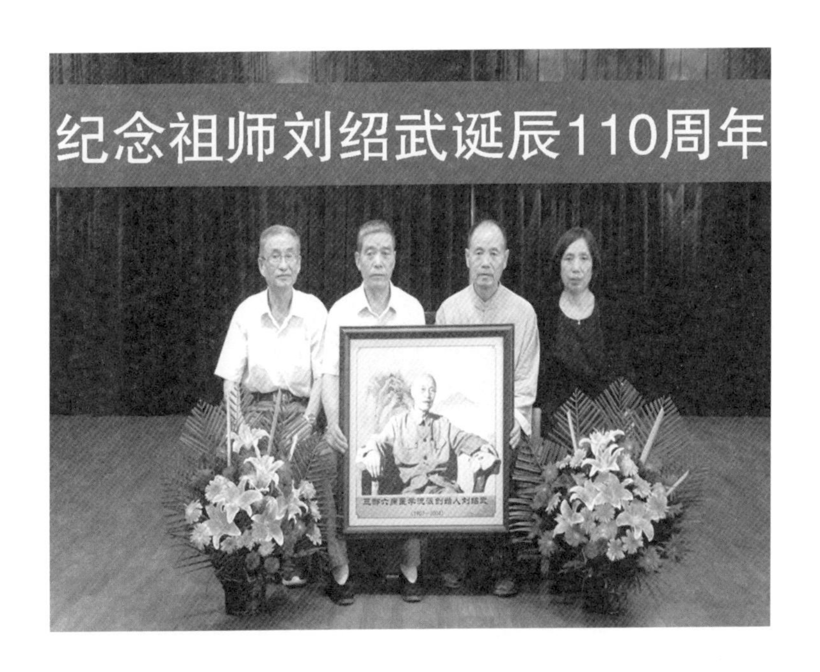

學術是人類集體智慧的結晶

無中外　無古今　無你我

以是者為是　非者為非

永遠以先進代替落後

——劉紹武

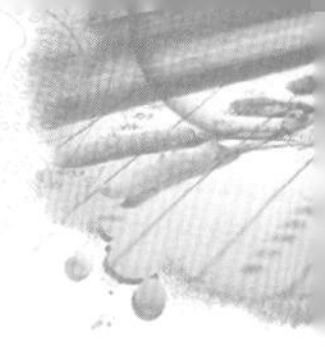

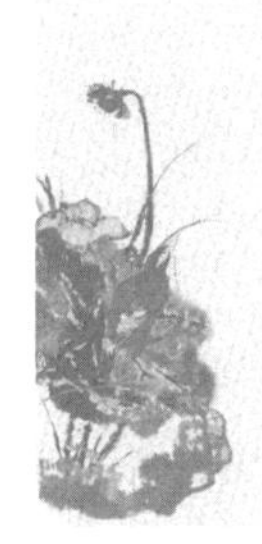

編寫說明

劉紹武老師創立的中醫三部六病學說是於20世紀80年代在山西省晉中市傳播的。最初是臧東來大夫拜劉老為師學習三部六病學說，經過兩年的學習，他認為三部六病學說非常好，先進實用，先後介紹康守義、武德卿、武連生等大夫拜劉老為師學習三部六病學說，同時他也成了這個學習隊伍的輔導員。

在劉老師的悉心教導和臧師兄的真誠輔導下，大家的三部六病學說水準迅速提高。經過幾年的學習後，大家就可以互相交流了。尤其是在劉老遠去海南之後，大家更是相互交流，共同提高，這樣便自然而然地形成了一個以臧東來師兄為主的三部六病學說研討小組。他們無論是誰，一旦在理論上有一點新認識，或在臨床上有什麼新體會，都要及時交流，一起討論，不斷地相互啟發，共同進步。

三部六病學說在晉中市的學習和運用不斷深入，不斷規範，不斷提高，不斷普及，在這基礎上康守義大夫歷經6年總結寫成《三部六病翼· 試習傷寒論》，並於2009年正式出版。非常幸運的是2009年中國中醫科學院蘇慶民教授來晉中市考察工作時，對晉中市傳播三部六病學說的工作給予充分的肯定和大力的支援，這種支持一直延續至今，這就更促進了「普及、充實、提高」三部六病學說的工作。

近幾年來，山西省各個市及外省市各地來晉中市榆次區跟診學習三部六病學說的學員越來越多，然而隨著時間的推移，三部六病研討小組成員中現只有武德卿大夫還在職，所以除繁忙的診療工作外，大量培養學員的工作就主要由她完成。在實際工作中，她不僅對三部六病學說的理論和實踐不斷有新的認識和體會，同時在培養學員方面也積累了很多經驗。

她覺得學員們在學習三部六病學說時有點顧此失彼，學習過程零亂而漫無邊際。為了讓學員們特別是初學者儘快對三部六病學說從宏觀上有一個一元論的、正確全面的、完整規範的認識，武德卿大夫在百忙中編寫了這本《三部六病臨證發微》。

本書以一元論的理論體系，宏觀地、綱領地、簡潔地、條理地、較完整地介紹了三部六病學說，對學習者無論是從理論上瞭解三部六病學說，還是在臨床實踐中運用三部六病學說，都是可貴的參考資料。同時也希望廣大讀者在實踐中不斷發現其謬誤，及時回饋給我們，我們會萬分感謝！

山西省晉中市榆次區三部六病專業委員會

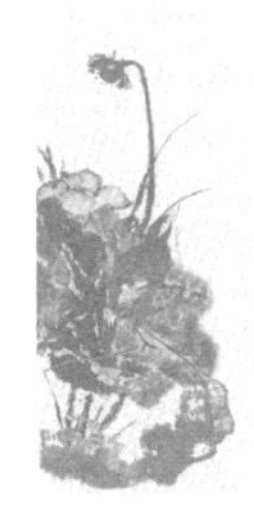

目　錄

一、概述

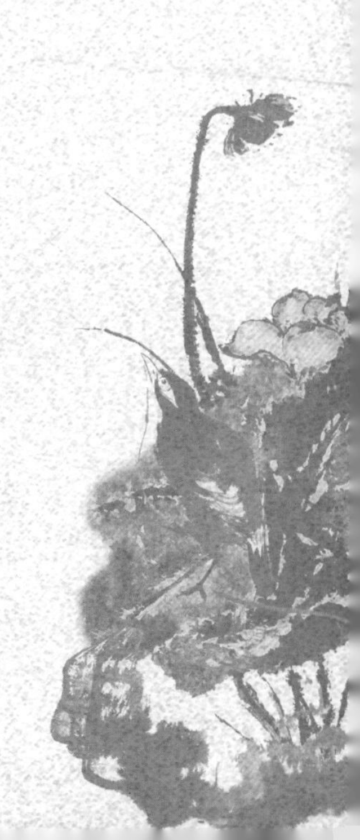

「三部六病學說」是中國首批國家級 500 名老中醫藥專家劉紹武先生（1907—2004）在深入研究並屢屢應用《傷寒論》的基礎上「透過自己五十多年的學習和臨床實踐，以歷史回顧現實，以東方審視西方，繼承了古典精髓，摒棄了傳統謬誤，創新性地形成了以中為體，兼融中西醫學的三部六病醫學診療體系」。

（一）三部與六病的概念

1. 三部

三部是指表部、半表半裏部（簡稱樞部）、裏部。

《傷寒論》中言及「表」有 41 處，言及「裏」有 43 處，言及半表半裏只有 148 條這一條條文「……此為半在裏半在外也……可與小柴胡湯」。由此可見《傷寒論》中的病位只有表、裏、半在裏半在外（半表半裏），「三部六病學說」的三部即依此而定。

（1）表部

是人體與外界接觸，主要是與空氣和陽光接觸的外殼部分，包括皮毛、肺、骨骼肌與骨骼。

其主要功能是進行氣體交換與熱量交換並對人體起到支架作用。

（2）裏部

是從口腔到肛門，與飲食物接觸，結構以平滑肌為主的整個消化道，主要包括口腔、食道、胃、十二指腸、小腸和大腸等，其主要功能是對飲食物進行消化吸收。裏部

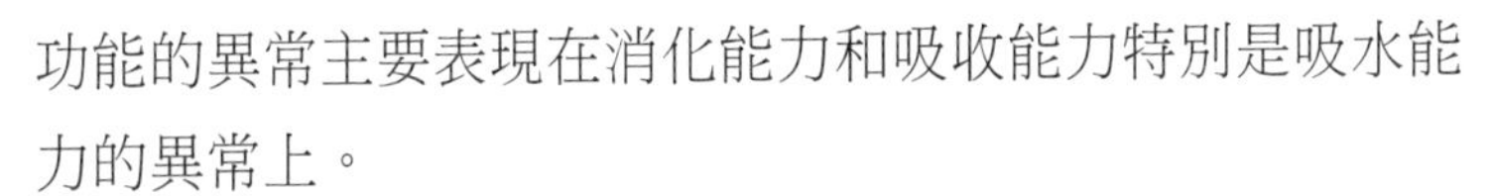

功能的異常主要表現在消化能力和吸收能力特別是吸水能力的異常上。

（3）半表半裏部（簡稱樞部）

是以心臟為中心的心血管系統（包括體循環和肺循環），包括淋巴系統。樞部的心臟和主動脈在胸腔和腹腔，其餘小血管及毛細血管都穿插於表部和裏部（半在裏半在外也），所以樞部在功能上是一個相對獨立的系統，但在空間上沒有獨立位置，因而叫半表半裏部，簡稱樞部。

樞部的主要功能是由心臟的收縮、舒張和血管的節律性舒縮完成血液循環，經由血液循環把裏部吸收入血的營養物質和表部吸收入血的氧氣相結合，源源不斷地輸送到全身，同時把代謝後的廢物及二氧化碳由血液循環送到表部或裏部，經肺、腎、汗腺、大腸等器官排出體外，或經肝臟解毒。血液在循環中不斷更新以營養全身，故有「身有多大，心有多大」之說。

手得血能攝，目得血能視，足得血能步，氣血在樞部心血管系統功能的作用下在體內週而復始地循環，由上達下，由裏達表，無處不到。

機體的任何一個臟腑、組織、器官只有得到充足的氣血供養才能發揮其正常的功能，一旦失去氣血的供給，就會失去其功能，繼而出現變性、壞死，所以樞部功能的異常不僅表現在心血管功能即血液循環的異常上，還可以表現在多種臟器功能的異常上。

三部中表部、裏部是固態的結構，半表半裏部（樞部）主要是氣血的循環，氣血是流動的，是液態的。

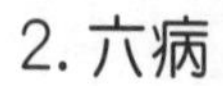

2. 六病

六病為表陽病、表陰病、裏陽病、裏陰病、樞陽病、樞陰病。表、裏、樞三部各有一個陽病、一個陰病，三部共有三個陽病、三個陰病，故為六病。這種分類符合《周易》「一陰一陽之謂道」即自然界唯物辯證法的對立統一規律。

歷代醫家多以六經解釋《傷寒論》，但《傷寒論》原文明確以「辨太陽病脈證並治」「辨陽明病脈證並治」「辨少陽病脈證並治」「辨太陰病脈證並治」「辨少陰病脈證並治」「辨厥陰病脈證並治」為題，即以辨六病脈證並治為題。

而 398 條條文中除了六病的六條綱領證外，以「六病」開頭的條文 129 條，以「傷寒」開頭的條文 92 條，提及六經的條文卻很少，故劉紹武老師提出「六經當為六病」，「三部六病學說」的六病也是依此而定。

《傷寒論》中的六病為：太陽病、厥陰病、陽明病、太陰病、少陽病、少陰病。為了不與《傷寒論》的六病相混淆，我們現在將六病分別以表陽病、表陰病、裏陽病、裏陰病、樞陽病、樞陰病命名。

3. 六病病時

《傷寒論》第 9 條：「太陽病欲解時，從巳至未上。」巳至未是指從上午的九點到下午的三點。

第 193 條：「陽明病欲解時，從申至戌上。」申至戌是指從下午的三點到九點。

第 272 條：「少陽病欲解時，從寅至辰上。」寅至辰是指從凌晨的三點到上午的九點。

第 275 條：「太陰病欲解時，從亥至丑上。」亥至丑是指從晚上的九點到凌晨的三點。

第 291 條：「少陰病欲解時，從子至寅上。」子至寅是指從晚上的十一點到凌晨的五點。

第 328 條：「厥陰病欲解時，從丑至卯上。」丑至卯是指從凌晨一點到上午的七點。

對於六病欲解時，歷代醫家多認為是疾病將要好的時間，但據臨床觀察，大多患者是晚上睡一覺醒來感覺全身舒服而病好轉。臨床上病人往往會說前一天晚上十點開始發燒，或說凌晨五點開始腹痛，或說早晨七點起床後開始頭疼，或說腹痛晚上兩三點加重等，醫生診斷時也多是問發病時間。所以說，六病欲解時應該是疾病開始或加重的時間即「六病病時」，這一觀點是劉紹武之弟子臧東來先生提出來的，他的論文《六病時位是〈傷寒論〉的證治程式》發表在《中醫藥研究》2001 年第 10 期。

根據六病欲解時即「六病病時」我們認為：《傷寒論》中的六病不是指具體的病，而是分別在六病病時發病、發熱或病情加重的疾病。

三部六病學說以「三部為綱、為勢；以六病為目、為證；以六時為候、為巧」。對急性發熱性疾病由六時動態地觀察疾病的發展趨勢對臨床辨證施治具有非常重要的意義。

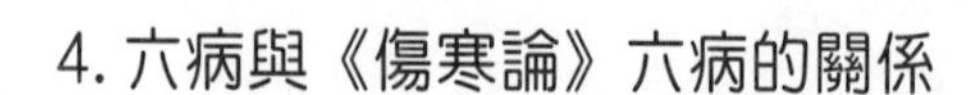

4. 六病與《傷寒論》六病的關係

以「太陽病」為例，第 1 條：「太陽之為病，脈浮，頭項強痛而惡寒。」

第 13 條：「太陽病，頭痛，發熱，汗出，惡風，桂枝湯主之。」

第 35 條：「太陽病，頭痛發熱，身痛腰痛，骨節疼痛，惡風，無汗而喘者，麻黃湯主之。」

第 125 條：「太陽病，身黃，脈沉結，少腹硬，小便不利者，為無血也。小便自利，其人如狂者，血證諦也，抵當湯主之。」

為什麼都是「太陽病」的原發病，卻用不同的方子呢？這說明「太陽病」不是一個具體的病，隨其證不同需要用不同的方子治療。

「太陽病」是在「太陽病時」（上午的九點到下午的三點）發病、發熱或病情加重的疾病，根據其出現的不同症狀來辨證並採用不同的方法、不同的方劑進行治療，此即「觀其脈證，知犯何逆，隨證治之」。

第 1 條「太陽之為病，脈浮，頭項強痛而惡寒」為「太陽病」的綱領證，是在「太陽病時」發熱並出現脈浮、頭項強痛而惡寒，病位在表部，病性為實熱，是表部的陽性病，病時、病位、病性一致是「標準太陽病」，屬於「三部六病學說」的表陽病。

第 13 條之桂枝湯證，第 35 條麻黃湯證、第 125 條抵當湯證屬於「非標準太陽病」，也就是說「病時」在「太陽病時」，「病位」卻或在表或在樞，「病性」或為虛或為實，病時、病位、病性不一致，故為「非標準太陽病」。

《傷寒論》中的六病提綱證都屬於「標準六病」，與「三部六病學說」的對應關係分別為「標準太陽病」屬於「表陽病」、「標準陽明病」屬於「裏陽病」、「標準少陽病」屬於「樞陽病」、「標準太陰病」屬於「裏陰病」、「標準少陰病」屬於「樞陰病」、「標準厥陰病」屬於「裏部併病」。

《傷寒論》第 2 條「太陽病，發熱，汗出，惡風，脈緩者，名為中風」為「非標準太陽病」，屬於「表陰病」，可作為表陰病的綱領證。

《傷寒論》中的疾病是按時間歸類的，因為只有時間才能包容一切，在同一時間（同一病時）內六病都有可能發生；在不同的時間（不同病時）內可能發生相同的六病。在同一病時，不同的人可能出現相同的六病，所以不論男女老幼，也不論其患的是西醫診斷的什麼病，只要符合表寒證的診斷都可以用葛根湯治療，此即《傷寒論》第 31 條「太陽病，項背強几几，無汗，惡風，葛根湯主之」；在同一病時，不同的人也可能出現不同的六病，所以不同的人同一個時間發熱需要用不同的處方治療，這就是《傷寒論》中的「太陽病，頭痛，發熱，汗出，惡風，桂枝湯主之」「太陽病，頭痛發熱，身痛腰痛，骨節疼痛，惡風，無汗而喘者，麻黃湯主之」「太陽病，身黃，脈沉結，少腹硬，小便不利者，為無血也。小便自利，其人如狂者，血證諦也，抵當湯主之」。

一個人在不同的病時可能出現相同的六病，也就是說一個人這次感冒是上午發燒，下次感冒是傍晚發燒，只要診斷是表陰病都可以用桂枝湯治療，這就是《傷寒論》「太陽病，頭痛，發熱，汗出，惡風，桂枝湯主之」「太陰病，脈浮者，可發汗，宜桂枝湯」。

一個人在不同的病時也可能出現不同的六病，所以臨床上病時可以作為參考，但重點要根據病人就診當時出現的不同症狀，首先準確診斷屬於六病中的哪個病，然後根據不同的方證特點選用適合六病的不同的處方治療。

《傷寒論》條文中如果病時比較有規律的則冠以六病即太陽病、厥陰病、陽明病、太陰病、少陽病、少陰病。如果病時沒有規律則冠以傷寒或其他，《傷寒論》條文中冠以六病的條文分三種情況：

一為言六病隨後即言疾病症狀，此為原發六病。如第14條「太陽病，項背強几几，反汗出惡風者，桂枝加葛根湯主之」，第35條「太陽病，頭痛發熱，身疼腰痛，骨節疼痛，惡風，無汗而喘者，麻黃湯主之」，即為原發太陽病。

二為六病誤治後的壞病，如第82條「太陽病，發汗，汗出不解，其人仍發熱，心下悸，頭眩，身瞤動，振振欲擗地者，真武湯主之」。

三為六病不經治療，自然演變後出現的疾病，如第37條「太陽病，十日已去，脈浮細而嗜臥者，外已解也。設胸滿脅痛者，與小柴胡湯，脈但浮者，與麻黃湯」。

我們可以用「三部六病學說」的六病去學習研究《傷寒論》的六病，用「三部六病學說」的思維方法歸類學習《傷寒論》，不僅需要理論上多學習勤思考，更需要在臨床中反覆實踐，因為《傷寒論》本身就是以臨床實踐為基礎的。只有這樣才能真正學好《傷寒論》，用好《傷寒論》。

「三部六病學說」將人體劃分為表部、裏部、樞部三大部分，在病理狀態下每部均可分別出現寒、熱、虛、實四種證，三部共可見十二種證。某部寒證與虛證同時存在即形成陰性病，熱證與實證同時存在即形成陽性病，每部均可出現陽性病及其系列陽性證候群或陰性病及其系列陰性證候群。這樣，每部都有陰、陽兩個病，三部共有六個病，即三部六病。

也就是說病位不離三部，病性不離六病十二證，除此之外再沒有病位和病證了，而只有急性六病和慢性六病之分。六病之「病」是臨床辨證、診斷治療意義上的「病」，需與現代醫學診斷的「病」如冠心病、風濕病等「病」區別。

「三部六病學說」的三部，重要的是要從功能上理解，從生理、病理上思考，然後才能用於指導臨床治療疾病，而不能機械套用，如肝膽屬於何部，子宮屬於何部等。婦科疾病可能屬於表寒證，用葛根湯或當歸四逆湯治療，也可能屬於裏陰病用蒼朮乾薑湯或苓桂朮甘湯等方劑治療，還可能屬於樞實證用桂枝茯苓丸或桃核承氣湯治療。無論身體有什麼病，尤其是西醫診斷的什麼病，其病理肯定要涉及三部的功能，一定要找到它的病理涉及的功能是在哪一部，即是由於三部中哪一部的功能失常引起，屬於哪一部，就從哪一部治療。比如說頭痛，一般的理解應該是屬於表部病，如葛根湯證、麻黃湯證，但《傷寒論》378 條「乾嘔吐涎沫，頭痛者，吳茱萸湯主之」中的頭痛則屬於裏部，是由於裏部虛寒，胃痙攣反射性地引起腦血管痙攣而出現的牽連證，用吳茱萸湯暖胃解除胃痙攣，腦血管痙攣則緩解，頭痛必然自癒。

（二）人體的基本矛盾——三部與氣血的關係

人體的結構，宏觀地可以分為兩部分，一部分為相對固態的位置不變的軀體結構，如四肢百骸、五臟六腑等即三部；另一部分為動態的氣血。整體一分為二即三部與氣血，三部與氣血合而為一是整體。三部與氣血的關係或稱三部與氣血的矛盾是人體的基本矛盾，是人體的關鍵所在。三部氣血的動態平衡是人體健康長壽的根本保障；三部氣血逆偏是人體產生疾病的基礎條件。

生理狀態下，氣血由三部不斷產生運行並加以約束，三部由氣血供給所需營養物質而完成自己的生理功能，三部根據各自不同的結構與功能吸收所需的營養，氣血沒有特供性。氣血在循環中不斷更新，三部也在完成自己的生理功能的同時不斷地更新建設著自身。

三部與氣血生理上相輔相成，相互依存，相互約束，維持人體內環境的動態平衡，保證人體健康旺盛的生命力。病理狀態下，三部與氣血相互影響甚至相互破壞形成惡性循環，從而使人體百病叢生，生命力下降，嚴重者三部與氣血決裂，生命停止而死亡。三部六病學說認識、診斷、治療疾病的目的就是調整人體的基本矛盾，使三部與氣血達到動態的平衡狀態。

（三）三部與整體的關係

三部是在整體統一下的三個大系統，各自是整體的一部分，是相對獨立的三個系統，不能孤立地看待它們，整體也不是三部的簡單相加。

在整體的統一下，三部生理上相互依存，相互協調，有機配合，共同完成人體的生理功能並相互保持著動態平衡；病理上相互影響，互為因果，相互傳變。

三部既是整體的創造者，又是整體內的享受者，三部無論是完成自身的新陳代謝，還是為整體完成自己的任務，都是以氣血為物質基礎。

也就是說，三部必須得到正常的氣血供應才能維持好自身的正常功能。整體功能的紊亂可以引起三部功能的失常，三部功能的失常也可引起整體功能的紊亂；整體功能的改善有助於三部功能的改善，三部的功能正常整體的功能才能正常。所以，整體協調加局部治療是「三部六病學說」常用的治療方法。

（四）三部的生理特性

三部在正常的生理狀態下具有結構的特殊性與完整性、層次的有序性和組織的柔和性等生理特性。

結構是為功能服務的，有什麼樣的特殊結構才會有什麼樣的特殊功能，不同的組織、器官具有不同的結構，因此具有不同的功能；而完整的結構是功能正常的保障，若結構的完整性發生改變就會產生疾病，如組織腫脹、萎縮、變性、壞死、增生或缺損，三部組織的完整性被破壞則功能失常，輕者可復，重則難復而疾病不癒。

層次的有序性發生逆亂後果更為嚴重，如子宮內膜轉移到其他部位形成子宮內膜異位症、細胞排列順序紊亂形成良性腫瘤、細胞的胞核與胞漿比例失調形成惡性腫瘤；組織的柔和性是指組織的收縮和舒張功能保持收縮不強、舒張不弱即不急不緩的相對安靜狀態，若收縮過強則痙攣，收縮過快則顫抖，組織器官的痙攣是臨床上常見的病理改變，最多見的是平滑肌的痙攣，如胃腸道平滑肌痙攣則會腹痛，舒張過度或收縮無力則鬆弛甚則癱瘓，因此組織的柔和性是三部功能正常的保障，不正常時可以作為診斷治療的病理依據。

（五）氣血的概念

氣是各種營養物質和氧從血液中透過微循環的毛細血管壁滲透到組織間隙並與組織細胞發生代謝作用，在三部上產生的各種生理功能。

當某種原因特別是精神因素七情過度使微血管、淋巴管及組織痙攣而影響物質出入時，組織間的物質交換減慢，應該帶走的物質特別是代謝產物不能及時帶走而滯留於組織間或血管、微淋巴管內就叫氣滯。

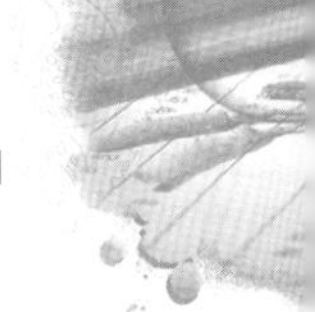

氣的含義有二：

一是物質，如以液態存在於組織間的糖、脂肪、蛋白質、氧等各種生理所需物質；

二是功能，這些物質與三部的細胞發生代謝作用，從而形成組織、器官、系統的功能乃至整個機體的生理功能。

氣相對於血來說是更高級的精微物質，氣的體現是生理活動的最高級階段，必須具備清潔精微的生理特性即清潔性。

血是以適當的速度在心血管內週而復始地流動著並發揮著應有生理功能的紅色液體。

血液流動的速度減慢則為鬱血，血液溢出血管外則為瘀血，局部的血液停止流動成為瘀血，局部則會壞死，哪個部位的血液停止流動就是哪個部位的瘀血，全身的血液停止流動人的生命就會停止。

血是為全身組織器官運送營養、氧氣和帶走代謝產物的載體，必須保持血的酸鹼度、稀稠度、各種生理成分的比例及數量，以及代謝產物的數量在一個動態的正常範圍內，即生理的血必須具有的純潔性。

（六）氣血的關係

《靈樞・營衛生會》中言「血之與氣，異名同類」，氣與血都是人體生理活動所需的物質，只是所處的階段、位置與形態不同，血是物質的運送階段，在血管裏；氣是物質利用階段，在組織間。

血是在氣的作用下流動的，血的流動不是自身的需要，而是為產生氣以供三部生理活動而流動，一切組織器官所需的氣都是由血產生的。

氣產生於血，血成之於氣、動之於氣，氣是血的主宰，血是氣的來源，氣血循環無端，生生不息。

任何原因影響氣血的循環，破壞氣血的動態平衡都可以形成氣血紊亂的病理狀態，所以三部與氣血的矛盾即人體基本矛盾的動態平衡是人體健康長壽的基本條件。若致病因數作用於人體或損壞三部結構的生理特性，就會使三部的結構發生病理改變，從而使其功能也發生病理變化，使氣血在三部的運行發生病理性的失衡或破壞氣血的清潔性、純潔性，破壞三部的結構，最終破壞人體和平穩態的正常生理狀態，即破壞人體基本矛盾的平衡而形成三部氣血的逆偏。三部氣血逆偏是疾病發生的根本所在。

（七）證的概念

致病因子作用於人體引起人體三部氣血逆偏的同時，機體會組織力量積極消除病因，努力恢復自身內環境的平衡。若機體組織力量進行反損害的能力即「正氣」較強，而病因作用於人體進行損害的力量即「邪氣」的強度較弱、頻率較小，正氣戰勝邪氣，則氣血逆偏可以自動恢復，人體的疾病不經治療也可自癒，反之在人體的正氣不能很快戰勝邪氣時即在三部生理狀態的基礎上形成一種病理狀態，產生「證」，「證」不是固定不變的，是運動著、發展著、變化著的動態的病理生理狀態。

如果人體的氣血充足，機能旺盛，反損害的力量即正氣較強，易出現陽性反應，反之易出現陰性反應，這是唯物辯證法一分為二、對立統一的規律所決定的，也就是說宏觀上證可以分為陽證和陰證，陽證包括熱證與實證，陰證包括寒證與虛證。

熱證的病理可概括為機能興奮、溫度升高。熱證時機能興奮，血管擴張，血流加快，循環量增大，物質代謝增加，溫度升高，機體氣血的運行代謝呈一派亢奮狀態，正邪鬥爭呈一派亢奮的狀態，物質和水分的消耗會很大，這種狀態可以表現為全身性的，也可以表現為局部性的。

寒證的病理可概括為機能抑制、溫度降低。寒證時機能抑制，血管收縮，血流減慢，循環量減少，動脈供血減少，物質代謝降低，溫度降低，機體氣血的運行代謝呈一派衰弱狀態，可以表現為全身性的，也可以表現為局部性的。機體呈這種狀態時，由於病邪的損害能力占了主動，所以機體的機能處於被抑制狀態。

機體的物質代謝能力降低，代謝量降低，產熱減少，所以溫度降低，這種狀態越嚴重，機體越衰弱，嚴重到極限程度可以使機體代謝停止而死亡。

熱證與寒證是病理特點完全相反的兩個證，在同一部位標準熱證與標準寒證不能同時存在。

實證的病理可概括為物質多餘、障礙代謝。實證是實有其物，或因攝入過多，或因代謝能力降低，或因病邪侵入而導致。

無論是營養物質還是有害物質在體內的數量超過機體

整個代謝過程的能力，或某個代謝階段的能力，堆積體內形成多餘的物質，都會阻礙氣血的運行，破壞氣血的清潔性和純潔性，阻礙機體的正常代謝，破壞機體的正常生理功能。

虛證的病理可概括為組織鬆弛、功能降低。多種原因可使組織的氣血供應不足或組織利用氣血的能力降低，進而破壞組織的柔和性造成組織鬆弛，收縮無力，出現鬆弛過度而功能降低。

（八）三大療法

中醫學區別於現代醫學的主要特點是辨證論治與整體觀，中醫治病是治人的病，以調節人體正氣為目的，順其自然，因勢利導，治癒疾病。

辨證論治的實質是根據患病機體在一般規律反應的基礎上出現的不同反應——不同症狀，所以應該採用不同的治療原則，使用不同的方劑治療。中醫對疾病的治療不是辨「病」論治，更不是專「病」專方。

「三部六病學說」所講的六病之病是辨證、診斷、治療意義上的病，需與現代醫學診斷的「病」相區別，不能混淆，要用「三部六病學說」的思維方法及六病概念去認識西醫的「病」。

致病因子作用於人體，由於機體抗病能力即正氣及病邪的強弱不同，在三部出現不同的證而形成六病，臨床上首辨六病，次辨方證，方證對應，則可治癒疾病。

「三部六病學說」有三大療法，「糾偏療法」「協調

療法」與「復健療法」。

現代醫學臨床各科的各種疾病大部分可以用「三部六病學說」的思維方法進行辨證治療，不同的疾病可以採用相同的治療原則和方法，相同的疾病也可以採用不同的治療原則和方法，此即異病同治和同病異治，是中醫辨證論治的特色體現。

急性六病的治療主要用糾偏療法，以《傷寒論》經方為基礎，方小、力專、效捷，單證用單方，合證用合方。要用「三部六病學說」的六病學習、研究《傷寒論》的六病，用「三部六病學說」的思維方法思考、分析、運用經方，指導臨床，提高療效。

劉紹武老師可以稱得上是傷寒大家，對《傷寒論》研究、運用的深度與熟練度都是非常驚人的，將劉紹武老師創立的「三部六病學說」繼承、普及、發揚既是我們的責任，更是我們的義務。

慢性六病的治療主要用協調療法，透過「四脈定位，腹診定性」，定證、定方、定療程，形成了三部定位，陰陽定性，理、法、方、藥完備的辨證論治體系，使複雜、抽象的中醫理論現代化、直觀化、具體化、規範化，增加了中醫的可操作性與可重複性。

復健療法是在疾病基本治癒後，為進一步鞏固療效、恢復健康而採用的治療方法。這種療法常常是以丸、散劑為主要治療劑型。

用「三部六病學說」的思維方法於臨床診治疾病，辨證規範準確，選方用藥精當，療效可靠。

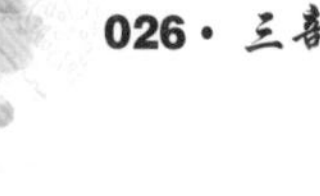

（九）常見的幾個腹症

1. 胸脅苦滿

胸脅苦滿多見於樞實證，是柴胡類方證的有效診斷標準。可以是病人的自覺症狀，患者自覺胸悶、胸膈間痞塞不通、善太息、脅肋間脹氣、滿悶不適，而更多的時候要通過腹診來診得。有的病人自己沒有感覺，必須由腹診來確定，所以臨床上每個初診病人都必須進行腹診。即使是複診病人，用藥一段時間後仍要再次進行腹診，因為腹症會隨著用藥而發生變化。

胸脅苦滿外觀上大部分表現為腹部膨隆，腹診時，心下部厚而緊張，不易凹陷，腹肌痙攣而有抵抗，手指欲從肋骨弓下向胸廓內觸壓，腹肌幾乎不凹陷並有力，也就是上腹部的張力較大，但重點在兩側肋骨弓下。

自然界的任何事物與現象都不是絕對的，也有一部分患者腹部外觀表現為膨隆但按壓時卻感覺腹部鬆軟沒有張力，此則不屬於胸脅苦滿的範圍。

2. 腹動亢進

腹動亢進是偏於虛寒之證，是桂枝類方證的有效診斷標準，三部寒證均可以出現腹動亢進。腹動亢進是指腹主動脈搏動亢進，輕者見於臍上，嚴重者從臍部開始直至劍突下明顯可觸及。臨床上部分患者可有自覺的腹部悸動不安，或有的患者自稱自己有「積氣」，而大部分患者沒有

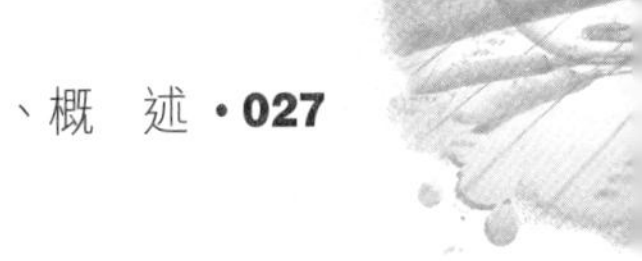

感覺，需要由腹診而診得。

虛寒證的患者往往是三部同時虛寒，由於裏部虛寒，腹腔內的臟器組織及腹主動脈痙攣，使腹主動脈內血流前進的阻力增大，而使腹主動脈搏動亢進。若痙攣特別嚴重時，血易上返而氣上沖，甚至使腦壓升高導致患者頭暈，甚或摔倒，也有因此而造成腦出血者。

3. 心下痞硬

多見於寒證。患者自覺心下痞滿，按之心下部肌肉痙攣緊張而較硬。

《傷寒論》第 163 條桂枝人參湯證中有心下痞硬，日本吉益東洞在其所著《藥證》中提出人參主治心下痞硬。

4. 水泛波或振水音

多見於裏陰病。由於胃腸的機能抑制，吸收功能降低，胃腸道的水液不能被正常吸收而積存於胃腸道，多見於心下胃脘部和右側升結腸部，嚴重者全腹部均可以觸及。臨床見此腹證多在處方中加用茯苓、蒼朮、白朮。

5. 少腹急結

見於樞實證，指少腹部腹壁痙攣緊張而有抵抗，同時深部有壓痛。由腹腔內組織的瘀血引起，也代表全身性的瘀血。此腹證為桃核承氣湯、抵當湯、當歸芍藥散、桂枝茯苓丸之類方劑的適應證。

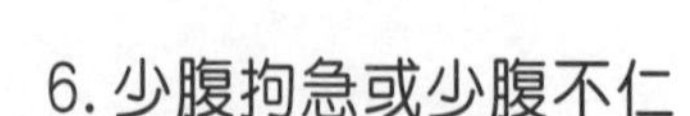

6. 少腹拘急或少腹不仁

少腹拘急是臍下斜肌痙攣如棒槌狀，少腹不仁是臍下腹壁軟弱無力如棉絮狀，沒有底力，二者均是金匱腎氣丸的適應證。

（十）理論框架

三部六病的治法、診斷及治療詳見表 1-1、1-2。

表 1-1　急性三部六病九治法一覽表

	三部	十二證	代表藥	代表方	六病與併病	代表方（九治法）
急性六病證治（糾偏療法）	表部	表熱證	生石膏	麻杏石甘湯	表陽病	葛根麻黃湯
		表實證	麻黃	麻黃湯		
		表寒證	桂枝	葛根楊	表陰病	黃耆桂枝湯
		表虛證	黃耆	玉屏風散		
					表部併病	葛根湯加石膏
	樞部	樞熱證	生石膏	白虎湯	樞陽病	黃芩柴胡湯
		樞實證	柴胡	大柴胡湯、桃核承氣湯		
		樞寒證	附子	四逆湯	樞陰病	附子湯
		樞虛證	人參	炙甘草湯		
					樞部併病	小柴胡湯

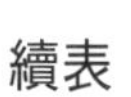

續表

	三部	十二證	代表藥	代表方	六病與併病	代表方（九治法）
	裏部	裏熱證	大黃	大黃瀉心湯	裏陽病	大黃芒硝湯
		裏實證	芒硝	調胃承氣湯		
		裏寒證	生薑	小建中湯	裏陰病	桂枝人參湯
		裏虛證	白朮	五味異功散		
					裏部併病	生薑瀉心湯

表 1-2　慢性三部六病診斷及治療一覽表

	三部	六病與併病	診斷標準	代表方
慢性六病證治（協調療法）	表部	慢性表陽病	溢脈＋胸脅苦滿	調神湯
		慢性表陰病	溢脈＋腹動亢進	桂枝調神湯
		慢性表部併病	溢脈＋胸脅苦滿＋腹動亢進	柴桂薑調神湯
	樞部	慢性樞陽病	澀脈＋胸脅苦滿	調心湯
		慢性樞陰病	澀脈＋腹動亢進	桂枝調心湯
		慢性樞部併病	澀脈＋胸脅苦滿＋腹動亢進	柴桂薑調心湯、柴桂調心湯
	裏部	慢性裏陽病	聚關脈＋胸脅苦滿	調胃湯
		慢性裏陰病	長弦脈＋腹動亢進	桂枝調胃湯
		慢性裏部併病	聚關脈或合長弦脈＋胸脅苦滿＋腹動亢進	柴桂薑調胃湯、柴桂調胃湯
復健療法	復健療法是在疾病基本治癒後，進一步鞏固療效、恢復健康的治療方法。這種療法常常是以丸、散劑為主要治療劑型。臨床上可以將協調方製成丸藥用於慢性病後期的鞏固治療。			

【附方】

（1）麻杏石甘湯：

麻黃 15g，杏仁 12g，生石膏 30 g，炙甘草 10g。

（2）麻黃湯：

麻黃 18g，桂枝 12g，杏仁 12g，炙甘草 7g。

（3）葛根麻黃湯：

葛根 30g，麻黃 15g，杏仁 12g，生石膏 30g，炙甘草 10g。

（4）葛根湯：

葛根 30g，麻黃 15g，桂枝 15g，白芍 15g，炙甘草 10g，生薑 15g，大棗 6 枚。

（5）玉屏風散：

黃耆 30g，白朮 20g，防風 10g。

（6）黃耆桂枝湯：

黃耆 20g，桂枝 20g，白芍 20g，生薑 20g，炙甘草 10g，大棗 6 枚。

（7）大黃瀉心湯：

大黃 14g，黃連 7g，黃芩 7g。

（8）調胃承氣湯：

大黃 25g，芒硝 15g，炙甘草 15g。

（9）大黃芒硝湯：

大黃 20g，芒硝 15g，枳實 30g，厚朴 20g，白芍 30 g。

（10）小建中湯：

桂枝 20g，白芍 40g，生薑 20g，炙甘草 12g，大棗 6

枚，飴糖 20g。

（11）異功散：

人參 10g，白朮 15g，茯苓 10g，炙甘草 10g，陳皮 15g。

（12）桂枝人參湯：

桂枝 20g，人參 10g，乾薑 15g，白朮 15g，炙甘草 20g。

（13）白虎湯：

生石膏 30g，知母 20g，炙甘草 8g，粳米 15g。

（14）桃核承氣湯：

桃仁 20g，桂枝 12g，大黃 25g，芒硝 15g，炙甘草 12g。

（15）大柴胡湯：

柴胡 30g，黃芩 15g，半夏 15g，生薑 15g，枳實 15g，白芍 15g，大黃 10g，大棗 6 枚。

（16）理血逐瘀湯：

桃仁 20g，桂枝 15g，大黃 15g，芒硝 15g，炙甘草 10g，柴胡 15g，黃芩 15g，半夏 15g，生薑 18g，人參 10g，大棗 6 枚。

（17）黃芩柴胡湯：

黃芩 15g，柴胡 15g，白芍 15g，生石膏 30g，竹葉 10g，知母 20g，甘草 10g，大棗 6 枚。

（18）四逆湯：

製附子 20g，炙甘草 12g，乾薑 10g。

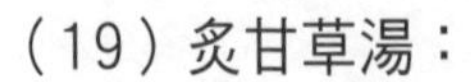

（19）炙甘草湯：

炙甘草 25g，生薑 20g，人參 15g，生地黃 30g，桂枝 20g，阿膠 15g，麥冬 15g，棗仁 15g，大棗 20 枚。

（20）附子湯：

製附子 15g，茯苓 10g，人參 8g，白朮 15g，白芍 10g。

（21）調神湯：

生石膏 30g，牡蠣 20g，桂枝 10g，大黃 7g，車前子 20g，柴胡 10g，黃芩 10g，蘇子 20g，川椒 7g，黨參 20g，炙甘草 7g，大棗 3 枚。

（22）桂枝調神湯：

天花粉 20g，牡蠣 20g，茯苓 15g，大黃 6g，桂枝 15g，白芍 15g，川椒 10g，炙甘草 10g，黨參 20g，大棗 3 枚。

（23）柴桂薑調神湯：

柴胡 20g，桂枝 10g，乾薑 6 g，黃芩 10g，天花粉 20g，牡蠣 20g，黨參 20g，炙甘草 7g，茯苓 15g，大黃 7g。

（24）調心湯：

百合 20g，烏藥 10g，丹參 20g，鬱金 10g，瓜蔞 20g，牡蠣 20g，五味子 10g，柴胡 10g，黃芩 10g，蘇子 20g，川椒 7g，黨參 20g，炙甘草 7g，大棗 3 枚。

（25）桂枝調心湯：

百合 20g，烏藥 10g，丹參 20g，鬱金 10g，瓜蔞 20g，牡蠣 20g，五味子 10g，桂枝 15g，白芍 15g，川椒

10g，黨參 20g，炙甘草 7g，大棗 3 枚。

（26）柴桂調心湯：

百合 20g，烏藥 10g，丹參 20g，鬱金 10g，瓜蔞 20g，牡蠣 20g，五味子 10g，柴胡 10g，黃芩 10g，桂枝 10g，白芍 10g，蘇子 20g，川椒 7g，黨參 20g，炙甘草 7g，大棗 3 枚。

（27）柴桂薑調心湯：

百合 20g，烏藥 10g，丹參 20g，鬱金 10g，瓜蔞 20g，牡蠣 20g，五味子 10g，柴胡 20g，桂枝 10g，乾薑 6g，黃芩 10g，天花粉 20g，黨參 20g，炙甘草 7g。

（28）調胃湯：

陳皮 20g，白芍 20g，大黃 7g，柴胡 10g，黃芩 10g，蘇子 20g，川椒 7g，黨參 20g，炙甘草 7g，大棗 3 枚。

（29）桂枝調胃湯：

陳皮 15g，白芍 15g，大黃 7g，桂枝 15g，川椒 10g，黨參 20g，炙甘草 10g，大棗 3 枚。

（30）柴桂調胃湯：

陳皮 20g，白芍 20g，大黃 7g，柴胡 10g，黃芩 10g，桂枝 10g，蘇子 20g，川椒 7g，黨參 20g，炙甘草 7g，大棗 3 枚。

（31）柴桂薑調胃湯：

陳皮 20g，白芍 20g，大黃 7g，柴胡 20g，桂枝 10 g，乾薑 6g，黃芩 10g，天花粉 20g，牡蠣 20g，黨參 20g，炙甘草 7g。

（32）中樞湯：

百合 20g，烏藥 10g，丹參 20g，鬱金 10g，瓜蔞 20g，牡蠣 20g，五味子 10g，陳皮 20g，白芍 20g，大黃 7g，生石膏 30g，桂枝 10g，車前子 20g，柴胡 10g，黃芩 10g，蘇子 20g，川椒 7g，黨參 20g，炙甘草 7g，大棗 3 枚。

（33）桂枝中樞湯：

百合 20g，烏藥 10g，丹參 20g，鬱金 10g，瓜蔞 20g，牡蠣 20g，五味子 10g，陳皮 15g，白芍 15g，大黃 6g，天花粉 20g，茯苓 15g，桂枝 15g，川椒 10g，炙甘草 10g，黨參 20g，大棗 3 枚。

（34）柴桂薑中樞湯：

百合 20g，烏藥 10g，丹參 20g，鬱金 10g，瓜蔞 20g，牡蠣 20g，五味子 10g，陳皮 20g，白芍 20g，大黃 7g，柴胡 20g，桂枝 10g，乾薑 6g，黃芩 10g，天花粉 20g，黨參 20g，炙甘草 7g，茯苓 15g。

二、急性穴病證治——糾偏療法

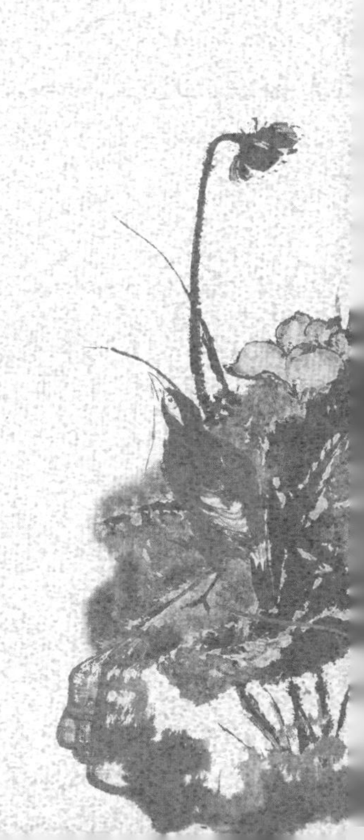

糾偏療法主要用於急性六病的治療。所謂急性六病是指病邪（以自然因素六淫為多）侵入人體後，使三部氣血發生急性逆偏，發病較急，病情變化快，病程較短，寒、熱、虛、實病性明顯，表、裏、樞病位明確的病症。

治療此類病症，是針對疾病所在病位和病性的寒、熱、虛、實，用寒則熱之、熱則寒之、虛則補之、實則瀉之的治療方法，以糾正病症的寒熱虛實，從而治癒疾病。

糾偏療法的診斷以證為主，以脈為輔，參考腹診，按部定證，據證定性，以性定方，以方定名，即首辨病位（三部），次辨病性（陰陽），再辨方證，治療時隨著證的不斷變化而變方。臨床辨明六病，辨準方證，單病、單證用單方，合病、合證用合方，方證對應才能治癒疾病。

「三部六病學說」治療急性六病主要依託《傷寒論》，採用《傷寒論》六病的治療方。用「三部六病學說」的六病概念去理解《傷寒論》的六病能使臨床思維清晰，使複雜的問題簡單化、規律化。

（一）表　部

1.表熱證

表熱證表現為表部機能興奮、溫度升高。

病邪侵入人體，由於機體的正氣強盛，將病邪入侵後的部位限制在了表部，並以較足夠的正氣與病邪展開鬥爭，企圖抗邪外出或就地消滅之。這時，因與病邪鬥爭的需要，機體將大量的氣血供應於表部，從而加強了表部氣血的運行和代謝。此時表部表現為機能興奮，血管擴張，動脈供血增多，代謝增強，溫度升高，所以臨床表現有發熱，脈浮數。

在發病初由於病是突發性的，故熱也是突發性的，體溫在短時間內驟然升高，所以有一個急驟的產熱反應。在這個產熱反應中會出現惡寒。表部是以肺為中心的，表部熱證的重心在肺，所以呼吸系統容易充血而溫度升高。因此，呼吸系統的熱性炎症是表部熱證最多見的病變，熱性的咳喘是表熱證最多見的症狀。

【主要症狀】

發熱，脈浮數或咳喘，舌紅，苔薄白或薄黃。

【治則】

辛涼宣洩，清透表熱。

【治療代表藥】

生石膏。

【治療代表方】

麻杏石甘湯：麻黃 15g，杏仁 12g，生石膏 30g，甘草 10g。

治療表熱證的方劑很多，由臨床實踐證明此方療效較佳，確能收到立竿見影之效，故選為代表方，即同功能一類方之代表。麻黃、石膏合用相輔相成，麻黃宣肺平喘幫石膏透熱降溫，石膏清熱的同時抑制麻黃溫性之助熱。此方總體上是個清透表熱的涼性方劑，對表熱證的降溫和呼吸系統的熱性炎症治療效果很好。

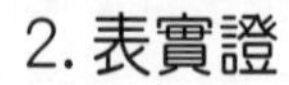

2. 表實證

表實證表現為表部物質多餘、代謝不暢。

造成表部實證的主要病因是寒邪。當寒邪侵入人體時，由於機體的正氣較旺盛，故將病邪限制在表部而不得深入。此時機體將大量氣血調向表部與病邪鬥爭，所以表部的氣血運行增多加快，代謝增強，溫度升高，代謝產物增多。但是，由於寒邪致病的特點而使肌表最外層即汗腺和寒熱感受器的分佈層極度收縮，此層的氣血供應減少，汗腺不能向外分泌汗液而造成無汗，肌表蒸發散熱的功能不能發揮，大大降低了機體的散熱功能而使體溫急驟升高。同時，由於肌表的收縮氣血供應不足，這一層的寒熱感受器得不到氣血的充分供應而使表部的惡寒特別嚴重。尤其是寒熱感受器最靈敏的背部惡寒更為嚴重。這一層的收縮越是緊密體溫越高，惡寒越嚴重。

由於蒸發散熱的不足，加重了呼吸散熱的任務，使呼吸系統出現了代償散熱性喘息。由於汗腺的封閉，汗液幾乎不排泄，使表部的大量代謝產物和病邪一起堆積於表部，阻礙表部的氣血代謝，同時刺激表部的神經而疼痛，並且使表部的肌肉痙攣收縮加劇了疼痛。頭部是大腦所在，所以頭頸強痛最為難耐。

【主要症狀】

發熱，惡寒，無汗，頭項強痛，脈浮緊或咳喘，舌苔薄白。

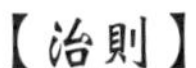

辛溫發汗。

【治療代表藥】

麻黃。

【治療代表方】

麻黃湯：麻黃 18g，桂枝 12g，甘草 7g，杏仁 12g。

本方以發汗為主，其發汗力很大。它可以使收縮的肌表舒緩，毛細血管擴張，使汗腺得到充分的氣血供應而大量排汗，可謂發汗方之冠。

此方以溫藥發汗，似有助熱之弊，但由汗液帶走的熱要比其所助之熱大得多。同時，表部堆積的各種代謝產物及病邪隨汗外出，所以一切症狀均可隨汗而解。服藥時一服得汗，止後服，不必盡劑，以免過汗損傷氣血。

3. 表陽病

當表熱證和表實證同時在表部合併存在時為表陽病。在實踐中表熱證常常是由表實證發展而成的。表實證初時是以表實為主，稍一發展就會合併表熱證，所以表熱證與表實證常常合併而形成表陽病。

表陽病發生時其病理是表熱證和表實證的兩種病理狀態在表部同時存在，既有機能興奮、溫度升高，又有物質多餘、障礙代謝。表熱證增多了代謝產物，表實證堆積了代謝產物。代謝產物與病邪一併成為致熱物質，進一步加重了表熱證。表熱證和表實證互為因果，相互促進使表陽病加重。表陽病的症狀也是兼有表熱證和表實證的主要症狀。

【主要症狀】

發熱，惡寒，無汗（或稍有汗），頭痛，脈浮或咳喘，舌紅，苔薄白或薄黃。

【治則】

解肌透熱。

【治療代表方】

葛根麻黃湯：葛根 30g，麻黃 15g，杏仁 12g，生石膏 30g，甘草 10g。

這個方子是劉紹武先生所創，是在麻杏石甘湯的基礎上加了葛根，加強瞭解肌透熱的力量，臨床應用很多，效果很好。

《傷寒論》中的大青龍湯（麻黃 36g，杏仁 12g，生石膏 50g，甘草 12g，桂枝 12g，生薑 18g，大棗 3 枚）屬於表陽病方，發汗力強，需「一服汗者，停後服」，以防出汗多導致亡陽虛脫。

4. 表寒證

表寒證表現為表部的機能抑制、溫度降低。

當病邪侵襲表部時，或因病邪的強盛，或因表部功能虛弱，使表部在與病邪的鬥爭中處於被動狀態。表部的機能被病邪特別是寒邪所抑制，表現為血管收縮，肌肉組織收縮甚至痙攣，氣血運行緩慢不暢而供應減少、代謝降低、產熱減少、溫度降低。由於血循環緩慢量少，代謝產物不能及時運走，與病邪共同堆積於表部，刺激表部的神

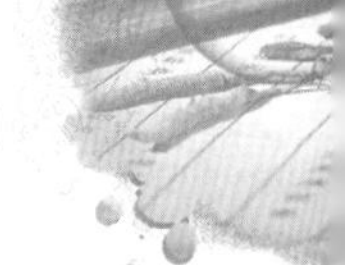

經，加之肌肉組織的痙攣，所以產生疼痛、伸屈不利。

血管的痙攣特別是微小血管的痙攣使微循環量降低，嚴重時可發生衰竭。因此，就易出現脈細、惡寒、手足冷、肢節痹痛，嚴重時可出現虛脫性自汗。

【主要症狀】

惡寒，肢節痹痛，手足冷，脈浮細，舌淡紅，苔薄白。

【治則】

發汗解肌。

【治療代表藥】

桂枝。

【治療代表方】

葛根湯：葛根 30g，桂枝 15g，白芍 15g，生薑 15g，甘草 12g，麻黃 15g，大棗 6 枚。

此方治療表寒證的應用機會很多，主要適用於肢節痹痛、肌肉痙攣、伸屈不利而無汗的表寒證，臨床應用時配合腹診有腹動亢進則診斷更為準確。

若有汗時麻黃要少用或不用或以防風代替；若表寒嚴重，漏汗不止可用桂枝加附子湯；若脈細、手足厥冷可用當歸四逆湯。

《傷寒論》第 31 條：「太陽病，項背強几几，無汗惡風，葛根湯主之。」第 14 條：「太陽病，項背強几几，反汗出惡風者，桂枝加葛根湯主之。」

項背強几几是項背部的肌肉痙攣強硬不舒服的感覺，由此引申為表部任何部位的肌肉痙攣都可以用葛根湯治療，如頸部肌肉痙攣引起的頸椎病、中樞神經脫髓鞘病、腰部肌肉痙攣引起的腰椎病等。如果病人汗多或心率快則去麻黃，也可以加羌活、獨活、防風。

5. 表虛證

表虛證表現為表部組織鬆弛、功能降低。

病邪侵犯表部，損害表部組織時，或因病邪過強，或因患者平素表部就虛，使表部的組織鬆弛而功能降低。表部肌肉組織的鬆弛表現為全身軟弱無力、汗腺鬆弛造成自汗。因汗液的蒸發能帶走熱量，而風能夠加速汗液的蒸發，所以患者自覺惡風。

【主要症狀】

自汗，惡風，乏力，舌質淡，苔薄白。

【治則】

補虛固表。

【治療代表藥】

黃耆。

【治療代表方】

玉屏風散：黃耆 20g，白朮 20g，防風 10g。

臨床上單獨的表虛證比較少見，常常與表寒或其他證合併出現，所以代表方單獨使用機會較少而與其他方合用較多。

6. 表陰病

當表寒證和表虛證在表部同時合併存在時為表陰病。

機體出現表寒證時表部機能抑制，氣血供應減少，代謝降低。表寒證嚴重時表部因嚴重得不到氣血的供應而組織鬆弛，功能降低，或者表部素虛，當出現表寒證時更加重了表虛，這樣表寒證與表虛證互為因果而同時存在，形成表陰病。

表陰病是表寒證與表虛證同時存在，既有機能抑制、溫度降低，又有組織鬆弛、功能降低，機體表部表現為虛衰的狀態，其症狀也是表寒證和表虛證的主要症狀。

【主要症狀】

自汗惡風，手足冷，肢節痹痛，乏力，脈細或浮弱，舌質淡，苔薄白。

【治則】

補虛解肌。

【治療代表方】

黃耆桂枝湯：黃耆 20g，桂枝 20g，白芍 20g，生薑 20g，大棗 6 枚，甘草 10g。

這個方子是《金匱要略》上的黃耆桂枝五物湯加甘草減生薑量而成的。黃耆桂枝五物湯主要用於治療血痹表部不仁，所以不用甘草。今作為表陰病的代表方治療範圍要更大一點，所以把甘草又加到裏面。臨床宜活用。

表陰病常常是以表寒證為主，所以本方單獨使用的機會較少，而與葛根湯合用的機會較多，如治療風濕痹痛；與當歸四逆湯合用的機會也較多，如治表陰病的手足冷。

《傷寒論》中的桂枝湯、桂枝附子湯、甘草附子湯、小青龍湯等為表陰病或表陰裏陰合病方，臨床可以根據證情靈活選用不同的方劑。

7. 表部併病

表部併病時，常常是既可能有表實的無汗，也可能有表虛的汗出惡風；既可能有表寒的肢節痹痛、項背強，又可能有表熱的溫度升高。在這種情況下就不能用單純的發汗或降溫，或溫經，或斂汗之法治療，而應該用協調和解的方法治療。

【主要症狀】

發熱，項背強，肢節痹痛，惡風，有汗或無汗。舌紅，苔薄黃，脈浮數。

【治則】

發汗、解肌、退熱。

【治療代表方】

葛根加石膏湯：葛根 30g，桂枝 15g，白芍 15g，麻黄 10g，甘草 12g，生石膏 20 克，生薑 20g，大棗 4 枚。

本方治表部併病療效很好，其代表性很強。臨床可根據病情調整藥量，如自汗可少用或不用麻黃，熱不盛可少用或不用石膏。

（二）裏　部

1. 裏熱證

裏熱證表現為裏部機能興奮、溫度升高。

裏熱證的形成或是外邪直接侵入裏部，或是由於表陽病、樞陽病不解或誤治傳入裏部而形成裏熱證。裏熱證是病邪的侵犯損害已到裏部，邪正鬥爭的重心到了裏部，而裏部正氣尚強能與病邪抗爭，裏部呈機能興奮狀態，表現為血管擴張、氣血供應增加，以致胃腸內黏膜充血發炎。嚴重時因鬥爭激烈，胃腸內外嚴重充血而發生腸系膜甚至腹膜等的腸外炎症。

裏部的代謝增高，產熱增加而使溫度升高，溫度的升高使血管、腸管擴張更為嚴重而使充血發炎加重。同時溫度的升高大量消耗機體的水分，所以裏熱證大多有發熱、口渴的症狀，由於胃腸黏膜的炎症而見舌苔薄黃。

裏部的自身排熱途徑只有大便，而裏熱證時由於裏部吸水功能增強，大便易乾難排而多見便秘，所以大量的熱需經樞部傳到表部排走，因此裏熱證在發熱的同時有自汗出。但由於裏部不斷產熱，所以表部的出汗散熱只能使溫度維持在一定水準而不能徹底解決發熱的問題。

【主要症狀】

發熱，自汗出，口渴，苔薄黃或苔黃膩，大便乾結或大便少。

【治則】

瀉熱通便。

【治療代表藥】

大黃。

【治療代表方】

瀉心湯：大黃 14g，黃連 7g，黃芩 7g。

上三味，以滾開水 300 毫升浸泡半小時去渣，分兩次服。或煎20分鐘取汁，分溫二服。

治療裏熱證的方劑還有白頭翁湯、茵陳蒿湯、黃芩湯等。臨床可以根據裏熱證的具體情況選用不同的方子，但本方代表性強，應用機會也較多。

2. 裏實證

裏實證表現為裏部物質多餘、代謝不暢。

裏實證形成的途徑主要有下列幾方面。

第一，裏熱證時，由於溫度升高，水分消耗增加，裏部的吸水功能亢進，特別是結腸部位的吸水功能亢進，大量吸走了腸內的水分，把已經變稠的糞便進一步變得乾結難以排出，形成裏實證。

第二，飲食過量，超過胃腸的消化代謝能力，抑制了胃腸的蠕動而不能按時按量排走，積存於胃腸道而形成裏實證。

第三，裏熱證嚴重時，有時胃腸內膜甚至腸系膜、腹膜發炎，大量滲出液積存於胃腸甚至腹腔而成為液體多餘的裏實證。

以上各種原因造成的裏實證都是胃腸內的物質不能按時按量代謝排走，積存於裏部，進一步形成障礙代謝。

【主要症狀】

不欲食，大便難，腹或脹或痛，或有口臭、口黏。舌苔厚膩，脈沉實。

【治則】

瀉下通便。

【治療代表藥】

芒硝。

【治療代表方】

調胃承氣湯：大黃 25g，甘草 15g，芒硝 15g。

上三味先以水 300 毫升，煮取 200 毫升去渣納芒硝，再上火煮沸，少少溫服，得快利止後服。

治療裏實證的方法和方藥較多。方法如灌腸、催吐、洗胃等方法；方劑如火麻仁丸、大小承氣湯、大小陷胸湯、瓜蒂散等。但較典型的裏實證是以降結腸和橫結腸的糞便乾結為主要症狀，所以選調胃承氣湯為代表方劑。

3. 裏陽病

當裏熱證和裏實證在裏部同時合併存在時為裏陽病。

裏熱證和裏實證是親和力很強的一對姐妹證。出現裏熱證時，熱要消耗大量的水分，促使裏部的吸水功能亢進，使裏部的內容物特別是降結腸和橫結腸的內容物由稀變稠，由稠變硬，由硬變乾，形成典型的熱實互結。另一方面當裏部有多餘物質存在時，外邪侵入也容易很快去到裏部化熱和多餘的物質相結而形成熱實互結。裏部停滯的多餘物質與病邪共同被胃腸吸收入血，成了很強的熱源物質，進一步促進了裏熱的加重。裏熱的加重又加速了內容物的乾結。這樣裏熱證和裏實證互為因果，互相促進，使裏陽病越來越重。

尤其是由於高熱對大腦的影響和那些吸收入血的熱源物質對大腦的刺激，使大腦的功能受到了嚴重的干擾而出現神昏譫語、循衣摸床等精神方面的症狀。

裏部的熱最快最順利的排泄管道是大便，但裏陽病時大便難，有的四五日至十餘日不大便，使熱不能排走，熱邪由樞部到表部散熱，所以表部因蒸發散熱而有自汗出。裏部積存的乾結糞便主要是在降結腸和橫結腸，所以會有腹脹、腹痛、不欲食的症狀。即使患者自己不言腹痛，醫者以手按其腹部時必有壓痛，主要是在橫結腸和降結腸的部位。

裏陽病是裏部熱實互結，但裏實是主要方面，裏實不排則裏熱難去。所以裏陽病的治療急需從大便把裏部積滯多餘的有害物質排出體外，同時大量的熱也可隨大便帶走，這是治療裏陽病的主要大法。

裏陽病的症狀是在裏熱證和裏實證的症狀基礎上，熱、實共同作用進一步發展而成的症狀。

【主要症狀】

發潮熱，或自汗出，大便難，或腹痛，腹部壓痛，口渴。舌紅，苔黃厚，脈沉實或沉遲。

【治則】

峻下熱實。

【治療代表方】

大黃芒硝湯：大黃 20g，芒硝 15g，川厚朴 20g，枳實 30g，白芍 30g。

上五味以水 800 毫升，煎 30 分鐘，加入大黃再煎 20 分鐘，去渣納芒硝，再煎一兩沸，分溫三服，得利止後服。

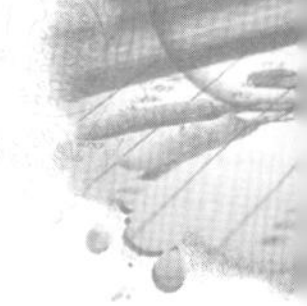

本方是劉紹武先生所創，在大承氣湯裏加入白芍緩解腸管之痙攣，可以使大便易下而不腹痛。

4. 裏寒證

裏寒證表現為裏部機能抑制、溫度降低。

當病邪特別是寒邪侵襲裏部，或者是表部病、樞部病誤治如誤汗特別是誤下後，嚴重損傷裏部氣血，使裏部的機能抑制、細胞興奮性降低、血管收縮、胃腸痙攣，嚴重時腸外的組織血管如腸系膜及腸系膜血管也收縮痙攣，使裏部氣血運行緩慢減少、代謝降低、產熱減少、溫度降低、各種消化酶分泌減少、消化吸收功能減弱。

當胃腸呈環形收縮痙攣時，可出現腸蠕動增強而腹痛下利，如蠕動過強或幽門痙攣嚴重時就會出現嘔吐。當胃腸呈縱向痙攣時，胃腸呈強直狀態，蠕動減弱而有便秘和腹部壓痛，但這種便秘往往是先硬後溏。

裏寒證最嚴重時可因胃腸的血管和胃腸系膜的血管痙攣過度而形成梗死性腸壞死。胃腸的機能抑制，吸收功能降低，胃腸道的水液不能正常吸收走，積存於胃腸道易出現吐利。胃痙攣嚴重時，胃的舒縮功能大大減弱，不能因進食而舒展擴大和因食物的逐漸排空而逐漸縮小，而是因痙攣嚴重體積變小，進食時不能增大或增大幅度很小，有時進食後特別是進食一點稍冷的食物，胃被刺激加重痙攣反而更加縮小，所以胃的可容量很小。此時患者食慾很低或食慾雖可但食量很少，且食後少頃自覺飽脹難忍，甚者食後欲吐。

總之，裏寒證是一個常見證，其臨床表現很多很複雜，但病理上總是裏部機能抑制、溫度降低、消化吸收功能降低。

【主要症狀】

食少納呆，腹痛時作，喜溫喜按，腹動亢進，或吐或利。舌淡，苔白，脈細弦無力。

【治則】

溫裏散寒。

【治療代表藥】

生薑。

【治療代表方】

小建中湯：桂枝 20g，甘草 12g，大棗 6 枚，白芍 40g，生薑 20g，飴糖 20g。

上藥以常規方法煎取汁後，去滓納飴，更上微火消解，分溫三服。嘔者去飴糖。

治療裏寒證的方子還有吳茱萸湯、甘草乾薑湯、大建中湯等，可根據情況選用，但小建中湯比較具有代表性。此方在溫裏的基礎上，不僅有甘草、飴糖可緩解裏部的痙攣，而且有大量的白芍加入溫藥中，大大加強了緩解裏部痙攣的作用，所以此方治裏寒腹痛效果很好。

5. 裏虛證

裏虛證表現為裏部組織鬆弛、功能降低。

當病邪直接侵入裏部，或表部、樞部病不解傳入裏部，或因誤治特別是過汗和誤下時使裏部的氣血大量丟失，從而使裏部組織鬆弛、收縮無力、功能降低。

裏部胃腸組織的鬆弛無力，使得其蠕動減弱，無力推動內容物向前運動而不能按時排空，內容物較長時間地停留在胃腸內。停留的內容物發酵產氣，所產的氣體也不能及時排走，與內容物共同積存於胃腸內使鬆弛的胃腸擴張變粗，從而使腹部膨脹。所以裏虛證的一個常見症狀就是自覺的腹滿和檢查所見的腹脹及叩診的鼓音。胃裏的排空不暢易見噯腐吞酸，小腸的排空不暢易見腹脹，結腸的排空不暢易見便秘。患者的食慾也會大大降低。

裏虛證的臨床表現很多，但總以胃腸鬆弛無力、蠕動減弱、排空不暢、消化功能降低為其基本病理狀態。

【主要症狀】

食少納呆，腹脹滿，噯腐，便溏或便秘。舌質淡，苔薄白，脈細弱。

【治則】

益氣補虛。

【治療代表藥】

白朮。

【治療代表方】

異功湯（散）：人參 10g，白朮 15g，茯苓 10g，陳皮 15g，甘草 3g。

煎服禁忌按常規。

此方以恢復胃腸張力為主，以陳皮促進胃腸蠕動，進而促進排氣排便。因胃腸已無痙攣急迫之象或有也很輕微，所以甘草應少用或不用。

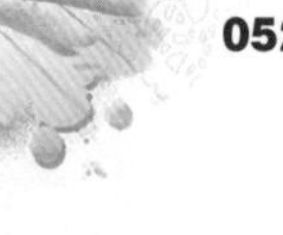

6. 裏陰病

當裏寒證和裏虛證在裏部同時合併存在時為裏陰病。

裏陰病主要是裏寒證的氣血供應減少、溫度降低和裏虛證的組織鬆弛、收縮無力同時合併存在，腹腔呈一派虛寒狀態。此時裏部溫度偏低，遇寒更甚。

各種消化酶分泌減少，消化吸收功能降低，飲食物得不到充分消化，甚者可見下利清穀。胃腸蠕動無力，飲食物不能及時消化排走而積滯胃腸內發酵產氣出現腹脹。裏部呈消化、吸收、排泄功能低下的狀態。吸收功能特別低時，腸內水液很多，腹診時可聽到振水音或觸及水泛波，這時胃腸雖蠕動無力，但水性滑下也多下利。

【主要症狀】

腹滿，或吐，或利，時腹自痛，腹動亢進，食不下。舌質淡嫩，苔薄白或水滑，或舌體胖大有齒痕，脈沉細無力或細弦。

【治則】

溫裏散寒，補虛益氣。

【治療代表方】

桂枝人參湯：桂枝 20g，甘草 20g，白朮 15g，人參 10g，乾薑 15g。

煎服禁忌按常規。

治療裏陰病的方劑很多，桂枝去桂加茯苓白朮湯、苓桂朮甘湯、五苓散、茯苓甘草湯、桂枝加芍藥湯、理中丸、厚朴生薑半夏甘草人參湯、旋覆代赭石湯、真武湯等

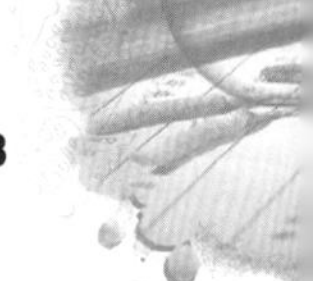

都屬於治療裏陰病的方子，臨床需根據不同的方證選用。

本方是理中湯加桂枝而成的，加重了溫裏驅寒的作用，用藥量較重，臨床病輕時酌情減量，特別是甘草，裏虛證較突出時應少用或不用。

7. 裏部併病

裏部併病是胃腸系統內非陰非陽，寒熱虛實混雜存在的模糊病理狀態。常見的情況是同時存在排氣不利、心下痞硬的裏虛，胃裏有未消化的宿食而乾噫食臭的裏實，胃腸痙攣吸收不良導致的積有水液、腹中雷鳴、腹痛下利的裏寒，胃腸黏膜發炎、胃中不和、燒灼的裏熱等。胃腸功能呈一派極度紊亂的模糊狀態。

【主要症狀】

胃中不和，心下痞硬，乾噫食臭，腸中有水氣，腹中雷鳴，腹痛下利。舌紅，苔黃膩，脈沉細或細數。

【治則】

協調裏部。

【治療代表方】

生薑瀉心湯：生薑 25g，甘草 18g，人參 12g，乾薑 10g，黃芩 15g，半夏 15g，黃連 8g，大棗 6 枚。

上藥以水 1000 毫升，煮取 600 毫升，去滓，再煮取 500 毫升。分溫三服。用藥禁忌按常規。

這個方子治裏部併病療效很好，很有代表性。《傷寒論》的半夏瀉心湯、黃連湯、甘草瀉心湯、烏梅丸、乾薑黃芩黃連人參湯均屬於治療裏部併病的方子，臨床可以據

方證選用不同的方子。

（三）樞　部

樞部是以心臟為中心的心血管系統即血液循環系統，包括淋巴系統。

樞部是貫穿於全身而又相對獨立的一個系統，所以樞部的病理表現也是由表部、裏部和自身來反映。

1. 樞熱證

樞熱證是樞部的機能興奮、溫度升高。

樞熱證或是由病邪直接侵入樞部，或是從表陽病傳變而來。此時或因病邪力量較弱，或因樞部的正氣較旺，樞部對病邪的鬥爭呈積極主動的陽性反應。

首先是心臟的陽性反應，表現為包括竇房結、傳導系統在內的心臟所有的細胞興奮性增高，心跳加快，心肌收縮力增強，心排血量增加。在外周則可見血管擴張、血循環加快、循環量加大，使全身的氣血供應增加、代謝增強、溫度升高。由於全身內外的溫度升高，使血液的溫度也升高。

可以這樣說，在表熱證時溫度升高只在表部即機體的外層，血管內的血液的溫度還沒有完全升高，表部升高的溫度從表部就散走了。若表部一直發熱不退時，就要影響到血液，血液的溫度就逐漸升高，這就是表熱已向樞部內傳。當樞部的溫度也升高到與表部一樣時，全身內外的溫度一樣高而以樞部為重心，這就是全身的熱證了。

樞熱證的重心是血液溫度升高，使全身內外上下所有組織和器官的溫度都升高。全身所有組織、器官都有動脈性充血，代謝增加，物質消耗增大。特別是大腦由於充血、高溫而內壓增高，所以出現頭暈甚至昏迷譫妄、煩躁不安，由於高熱消耗大量水分，加之為了散熱而大量出汗，水分的消耗會很大，因此口渴是一個突出的症狀。

如果血液的溫度一直很高，動脈供血量很大，外周充血一直嚴重就易引起出血，如衄血。當這種熱在某一局部組織器官積聚嚴重，或某一局部組織器官因先天因素抵抗力不強時，這樣組織器官就會被嚴重損害而發炎，這種情況下的局部熱可以稱之為火。

【主要症狀】

發熱，口渴，自汗，煩躁。脈洪數。

【治療代表方】

生石膏。

【治則】

清熱滋陰。

【治療代表方】

白虎湯：生石膏30g，知母20g，甘草8g，粳米15g。

煎服禁忌按常規。

樞熱證實際是一個以樞部為重心的全身性的熱證。所以治療時必須用能對全身清熱降溫的方藥。生石膏是一味中樞性清熱降溫藥，能鎮靜體溫中樞使體溫調定點恢復正常而退熱。因此白虎湯是治樞熱證的一個代表性很強、效

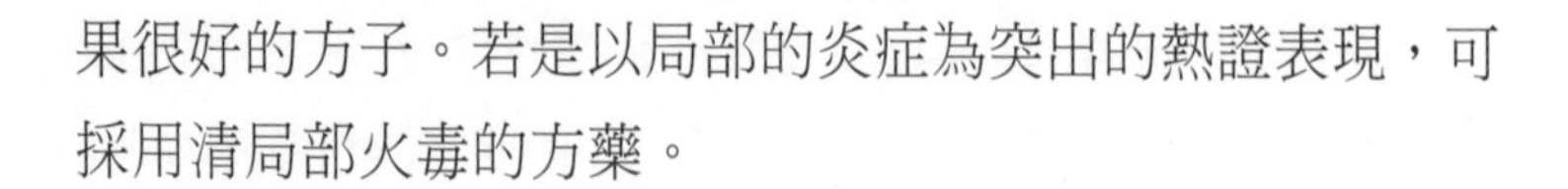

果很好的方子。若是以局部的炎症為突出的熱證表現，可採用清局部火毒的方藥。

2. 樞實證

樞實證表現為樞部物質多餘、代謝不暢。

樞部是以心臟為中心的血液循環系統並包括淋巴系統，所以其物質多餘、代謝不暢也是發生在血液系統和淋巴系統。

（1）血液系統的實證

一方面樞熱證發生時大量的動脈性充血本身就是實證，另一方面大量的病邪存在於血液中損害著所有的血管並由血液循環散播於全身，損害著全身的細胞、組織、器官，特別是對心、腦、腎的損害更為危險。

在損害血管方面，最容易損害的是那些血管壁薄而脆弱的毛細血管，損害嚴重時可使血管破裂而出血。輕者只是造成一些黏膜出血如鼻衄，重者可見皮下出血甚至內臟出血，如腎出血而見尿血。

從全身的部位看，盆腔的血管豐富且彎曲度大，又受上腹部臟器的壓迫，所以盆腔的血液循環阻力較大、速度較慢，容易充血乃至瘀血。這就便於病邪的積聚而損害盆腔的血管乃至組織器官。因此，當樞部血液系統發生實證時下腹部的症狀明顯。

少腹急結是一個最易見的症狀，腹診時以手按壓下腹部，腹肌緊張抵抗力強且壓痛明顯。

在損害全身組織器官方面，哪一個組織器官抵抗力、耐受力弱（這與先天因素、後天調養及誤治有關），哪個組織器官的損害就嚴重，最可怕的是對心、腦、腎的損害。對心臟損害嚴重易出現心臟衰竭，對腎臟損害嚴重易出現腎臟衰竭、尿毒癥，對大腦損害嚴重易出現腦壓升高、劇烈頭痛、神昏譫妄甚至腦癱。

對嚴重的血液內的實證必須及時將血液內的毒物清除出體外，否則後果很嚴重。樞部是一個相對密閉的系統，與外界不直接相通，要排除其病毒物還需藉助裏部和表部從大便、汗及尿排走，以大便效果最快且排出量最大。所以在治療時以瀉大便為主要方法。最具有代表性的方劑是桃核承氣湯。

【主要症狀】

少腹急結，或大便不通。舌質紫暗，苔黃膩，舌下靜脈瘀曲。

【治則】

瀉下逐瘀。

【治療代表藥】

桃仁。

【治療代表方】

桃核承氣湯：桃仁 20g，桂枝 12g，大黃 25g，芒硝 15g，甘草 12g。

上五味，以水 1000 毫升，先煮三味取 600 毫升，再入大黃煮取 400 毫升，去滓，納芒硝，更上火微沸，下火。飯前服 100 毫升，日三服。

此方要不失時機地應用。當病毒對機體雖損害嚴重，但正氣尚未嚴重虛衰時要及時應用。若出現臟腑衰竭時則不宜使用或視情況與他藥合用。

桂枝茯苓丸、抵當湯、當歸芍藥散等也屬於治療樞實證的方劑。

（2）淋巴系統實證

其特點是由其生理功能所決定的。病邪侵犯機體後大量的淋巴細胞與病邪鬥爭並將病邪吞噬，同時淋巴細胞也死亡。

這些淋巴細胞和已死亡或未死亡的病邪大量地沿淋巴管向心臟回流，這樣淋巴系統內就會有大量的淋巴細胞和病邪壅塞而形成淋巴系統的實證。

特別是橫膈上下，全身的淋巴液都向這裏回流，所以這裏的壅塞也最嚴重。因此這裏會出現胸脅苦滿甚至心下急。腹診時以手指沿肋骨弓下向肋骨弓內按壓，會有明顯的肌緊張和抵抗感，患者也會有自覺的胸脅苦悶、鬱鬱微煩、不欲飲食的症狀。

治療時急需解除淋巴管的痙攣，將淋巴管疏通，並從大便將病邪排走。具有代表性的方子是大柴胡湯。

【主要症狀】

胸脅苦滿，口苦口乾，或大便不通。舌紅，苔黃厚膩，脈弦。

【治則】

理氣解鬱，通便瀉實。

【治療代表藥】

柴胡。

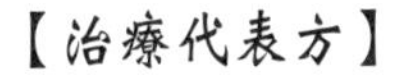

大柴胡湯：柴胡 30g，黃芩 15g，半夏 15g，生薑 15g，枳實 15g，大黃 10g，白芍 15g，大棗 3 枚。

煎服禁忌按常規。

（3）血液系統與淋巴系統的實證同時存在

這種情況臨床上也常常出現，治療時需兩方兼顧。

【主要症狀】

胸脅苦滿，少腹急結，口乾口苦，或大便不通。舌質紫暗，舌下靜脈瘀曲，苔黃膩。

【治則】

理氣解鬱，瀉下逐瘀。

【治療代表方】

理血逐瘀湯：柴胡 15g，黃芩 15g，半夏 15g，生薑 18g，人參 10g，桂枝 15g，桃仁 20g，芒硝 15g，大黃 15g，甘草 10g，大棗 6 枚。

煎服禁忌按常規，大黃應後下，芒硝應煎湯去滓後再上火微沸。

本方是劉紹武先生所創。將小柴胡湯和桃核承氣湯合在一起，治療樞部的實證很好，具有代表性。以上三方可根據情況活用。

3. 樞陽病

當樞熱證和樞實證在樞部同時合併存在時為樞陽病。

樞陽病的病理特點是既有樞熱證的機能興奮、溫度升高，又有樞實證的物質多餘、代謝不暢，而且往往互為因果。樞熱證時全身的組織器官充血、溫度升高而易於被病邪損害，組織器官的損害又產生許多病理產物和病邪一起堆積於血液和淋巴液中。這不僅加重了樞部的實證，而且作為致熱物質也使熱證更為嚴重。

在樞部血液循環中，肺臟的血循環量最大，因為在每一輪的循環中所有的血液都要在小循環中經過肺臟。所以，發生樞陽病時肺臟的充血最嚴重，高溫的血液給肺臟帶來的熱就比別處多，這樣胸腔的溫度就比別處高。心臟也在胸腔，因此胸滿、胸中熱煩是常見的症狀。同時肺部的充血不僅損傷肺臟，而且也給肺臟帶來了較多的病邪，而肺臟又與外界相通，外界的病邪也時時侵犯肺臟，因此肺臟易被損害而發生咳血。

發生樞陽病時，由於全身的代謝增高，代謝產物增多，這些代謝產物和病邪的一個自然排泄途徑是小便。但是樞陽病對水的消耗很大，尿量反而減少，所以尿液就會濃縮而呈黃色甚至赤色。同時這些代謝產物對舌產生味覺刺激而感到口苦。

【主要症狀】

胸中熱煩，胸滿，咽乾，口苦，小便黃赤。舌紅，苔黃，脈弦數。

【治則】

清熱解鬱。

【治療代表方】

黃芩柴胡湯：黃芩 15g，柴胡 15g，白芍 15g，生石膏 30g，竹葉 10g，知母 20g，甘草 10g，大棗 6 枚。

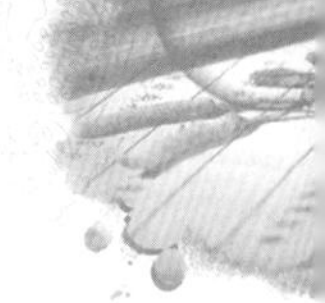

煎服禁忌按常規。

此方是劉紹武先生所創。臨床應用時可根據熱和實的孰輕孰重調整用量。

4. 樞寒證

樞寒證表現為樞部機能抑制、溫度降低。

當病邪特別是寒邪侵犯樞部時，或因病邪的強度大，或因樞部平素氣血不足，樞部的機能被病邪所抑制，呈一派陰性反應。有時也可由於誤治如過汗、過下、過清等，使樞部的氣血受到嚴重損傷而造成樞寒證。

發生樞寒證時樞部的機能抑制首先表現為心臟機能的抑制。心臟所有的細胞興奮性降低，心肌及心臟的血管都呈一定的寒性痙攣狀態，心肌收縮不良，心率減慢，每搏輸出量和每分鐘輸出量都減少，心臟呈一種寒性的衰竭狀態，有時也會出現代償性心跳加快，這是心臟衰竭進一步加重的表現。

此時心臟的收縮更不良，而且由於不應期時間的縮短，靜脈回心血量減少，所以每搏輸出量更少。在外周由於寒邪的作用，血管也處於縱性痙攣狀態而脈呈弦象，血流不暢。心肌收縮無力，血流不暢，血管內尤其是動脈內血流不足而脈沉。

由於整個心血管系統的機能被抑制，全身的氣血供應不足，全身的代謝降低，產熱減少，所以全身的溫度偏低，全身都呈寒證狀態。因此，患者全身都感覺惡寒，特別是冷熱感受器較敏感的背部惡寒尤重，在末梢由於氣血供應更不足故溫度更低而見手足冷。

【主要症狀】

背惡寒，手足厥冷。舌質淡，苔白潤或黑潤，脈微細欲絕。

【治則】

溫陽散寒。

【治療代表藥】

附子。

【治療代表方】

四逆湯：製附子 20g，甘草 12g，乾薑 10g。

上藥製附子先煎一小時，再與他藥以水 1000 毫升，煮 90 分鐘，去滓，分三次服。煎服禁忌按常規。

附子對全身所有的細胞都有興奮作用，而對心肌細胞特別是竇房結細胞的興奮作用尤為明顯，所以是治樞寒證、強心陽最好的一味藥，臨床上可根據病情調整用量。

現在用的都是製過的附子，烏頭鹼含量已很低，但為了安全在用量較大時應將附子先煎 1 ～ 2 小時，進一步將烏頭鹼水解破壞，這樣並不會降低療效。

5. 樞虛證

樞虛證表現為樞部組織鬆弛、功能降低。

當病邪直接侵犯樞部特別是心肌而損害心肌，或因誤汗、誤下使樞部的氣血大量丟失而心肌能量供應不足，或因長時間的高熱嚴重地消耗能量使心肌的能量供應不足時，則會造成以心肌收縮無力為主的樞虛證。

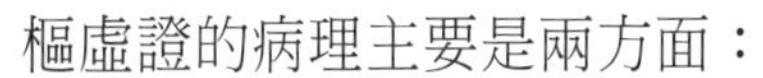

樞虛證的病理主要是兩方面：

一方面，供應心肌的能量不足，如由於氣血丟失過多使樞部的血容量不足，或因高熱對氣血的消耗過多或其他原因（如出血）使氣血嚴重不足時，不僅全身的氣血供應不足，更重要的是樞部自身的氣血供應不足，主要是心臟。心臟自身的供血不足，使心肌組織鬆弛、收縮無力而功能降低。

另一方面，由於病邪直接侵犯心臟損害心肌，使心肌的組織結構受到損害發炎而鬆弛、收縮無力。

這兩方面的核心是心肌收縮無力，從而使心臟的泵血功能降低，每搏輸出量降低。這時心跳會代償性地加快，但是心跳越快心肌越得不到休息而更疲乏無力。在外周由於能量不足，血管組織也鬆弛而彈性降低，使血管容易擴張。由於小血管和毛細血管的擴張，使大量的血液瘀積於外周，造成組織器官瘀血而大血管血液減少，有效循環量降低。此時容易血壓下降、脈虛軟無力、心慌氣短，甚至出現心律不整而有結代脈和澀脈（大小不等、快慢不等、有力無力不等）。澀脈的形成是由於心肌收縮無力時心臟努力代償，故心肌收縮時而有力時而無力，此次有力彼次無力，或偶爾停跳休息。

【主要症狀】

心動悸，短氣，動則加重。舌質淡紫，苔薄白，脈澀或結代或沉細數無力或浮大無力而數。

【治療代表方】

人參。

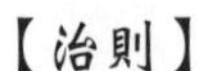
【治則】

補虛強心。

【治療代表方】

炙甘草湯：炙甘草25g，生薑20g，人參15g，生地黃30g，桂枝20g，阿膠15g，麥冬15g，酸棗仁15g，大棗20枚。

上藥常規煎煮，去滓，納阿膠烊化，分溫三服。煎服禁忌按常規。

本方是《傷寒論》中的方子，劉紹武先生應用時把麻仁換成酸棗仁，取其安神止悸之功。煎煮時劉紹武先生用黃酒與水混合煎，比例為1：2，供參考。

人參能加強全身所有肌肉組織的收縮力而對心肌尤其有特效，黨參次之。此方一方面加強心肌收縮力而恢復心臟功能，並加強外周血管的彈性而使血液循環恢復正常；另一方面能較快地增加血容量而使有效循環量增加，使樞虛證得到治療。

6. 樞陰病

當樞寒證和樞虛證同時在樞部合併存在時為樞陰病。

樞陰病從病理上既有機能抑制、溫度降低，又有組織鬆弛、功能降低。病理的重心在心臟，既有心臟細胞反應性降低，又有心肌收縮無力。這樣就使心臟功能降低，全身供血量減少。外周由於血管的充盈度不足而脈易見沉細微或澀。末梢微小血管痙攣變細而出現組織缺血。所以發生樞陰病時全身呈虛寒狀態。表部見惡寒肢冷，裏部見腹

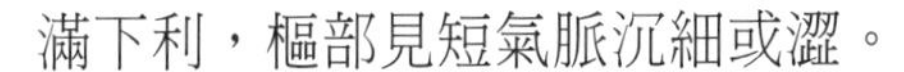

滿下利，樞部見短氣脈沉細或澀。

【主要症狀】

背惡寒，心動悸，短氣，動則加重。脈澀或沉細數無力或浮大無力而數。

【治則】

溫陽強心。

【治療代表方】

附子湯：製附子 15g，茯苓 10g，人參 8g，白朮 15g，白芍 10g。

上藥先煎製附子 1 ～ 2 小時，再與他藥按常規煎煮，分溫三服。用藥禁忌按常規。

附子湯是治樞陰病的一個很好、很有代表性的方子。附子和人參同用對心臟的寒與虛治療作用很強。臨床應用時可根據病的輕重及寒和虛的偏輕偏重適當調整二藥各自的用量。

7. 樞部併病

當病邪侵犯樞部而形成併病時，由於樞部外通表部內貫裏部，所以從病理和症狀上不僅有樞部的表現，而且有裏部和表部的表現。在裏部有裏寒而見心煩喜嘔、默默不欲食，在樞部既有熱實的口苦、胸脅苦滿，又有虛證的心悸，在表部有寒熱往來。寒熱往來是樞部併病的一個特有症狀。

這個症狀雖表現於表部，但其根源在樞部和裏部。發熱是正氣與病邪鬥爭的表現，樞部併病時裏部雖然虛寒但還不很嚴重，還能為樞部提供一定的正氣與病邪對抗，但又不能提供足夠的正氣以戰勝病邪。同時樞部也是實、熱、虛並存，本身戰勝病邪就有困難，加之裏部不能提供足夠的正氣，所以從整體看正氣與病邪處於一種似能敵而不能勝的狀態。

當機體組織力量與病邪激烈鬥爭時，就會出現寒戰高熱，但最終沒能戰勝病邪而機能又被抑制，這時又會熱退而有微惡寒的虛寒表現。總之，樞部併病時，三部都有模糊的病理狀態。

從這個意義上講，樞部併病是整體併病。

【主要症狀】

胸脅苦滿，心煩喜嘔，寒熱往來，心悸。舌紅，苔黃，脈弦。

【治則】

協調樞部。

【治療代表方】

小柴胡湯：柴胡 30g，黃芩 15g，人參 10g，生薑 15g，半夏 15g，甘草 15g，大棗 6 枚。

上藥以水 1200 毫升，煮取 700 毫升，去滓再煎取 400 毫升，分溫三服。用藥禁忌按常規。

小柴胡湯是治樞部併病最好的一個方子，也是協調整體的一個很好的方子。服藥後可能有一點惡寒的感覺，甚至可能出現戰汗，這是機體協調後正氣漸旺，與病邪鬥爭並勝之的表現。

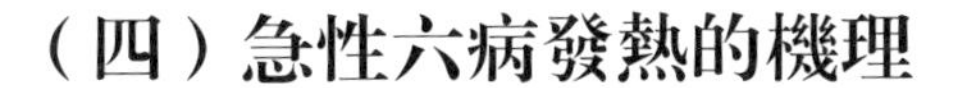

（四）急性六病發熱的機理

臨床上急性六病（三陽病、三陰病）十二證（三部的寒、熱、虛、實證）及三部的併病都可能出現發熱，在前面主症的敘述中有的提到發熱，有的沒有提到，尤其是三陰病的主症中提及發熱的較少，其實陰病發熱臨床並不少見，只是發熱不是陰病的主症和必見之症故未列入。

陽病發熱容易理解，三陽病是實熱證，其病理為陽性反應，機體有足夠的正氣與病邪抗爭而出現發熱，故為真熱。表陽病發熱伴惡寒、無汗、脈浮；樞陽病發熱不惡寒而惡熱、汗出、口渴、煩躁，甚至神昏譫語；裏陽病發熱也是發熱不惡寒而惡熱、汗出、口渴，但伴有便秘、腹部壓痛，舌苔黃厚燥甚至發黑起芒刺，嚴重者同樣會出現神昏譫語。

三陰病是虛寒證，其病理為陰性反應，機體各部分不同程度地被病邪抑制而出現衰敗現象。機體也和病邪抗爭，但其氣血力量明顯不足，所以三陰病正氣的衰敗即虛寒是疾病的主要方面，發熱便成了假性的現象。

三陰病發熱是假熱，往往是疾病較嚴重的表現，其共同點是表熱裏寒，表部溫度越高，裏部溫度最低點越低，所以患者往往喜熱惡寒，體溫雖高而自己可能沒有熱感。一般不會 24 小時持續發熱而多有間歇，外熱越高，裏寒的本質越重，熱度越高越難診斷。

在病情嚴重、表熱特別高時會出現煩躁，但這種煩躁不是陽病發熱的因熱而煩躁，而是心陽衰微、心力衰竭的煩躁，是心煩意亂、驚恐不安。當疾病發展到極點時，表部的溫度也下降，此時生命將休矣。

三陰病嚴重時，從症狀上雖然有較明顯的區別，但從病理上很難截然區分清楚。由於三部之間生理上互相依存，所以病理上相互牽連，三陰病嚴重時常常是以某部為重點的整體虛寒。

表陰病時，正邪鬥爭的部位定於表部，但由於裏部或樞部處於虛寒狀態，沒有足夠的氣血供應表部，表部的正邪鬥爭處於劣勢，故表陰病發熱伴有汗出、惡風，且熱度不高，常波動於38℃左右，同時難以持續，一般表現為時熱時不熱的形式。

發生裏陰病和樞陰病時，裏部組織和血管均收縮痙攣，尤其是腹主動脈及其周圍組織的痙攣使裏部氣血運行的阻力增大，裏部氣血的循環量減少而將氣血逼向了表部，三部的溫度從表部到裏部呈倒梯形降低，裏部溫度降低到正常值以下，人體的重要臟器氣血供應不足，機能抑制，代謝降低，溫度降低。

為了維持正常的生理功能，機體就會挖掘潛力提高機體的溫度，並企圖戰勝病邪。由於表裏溫度的差別，當內臟溫度提高到正常值時，表部的溫度就很高而發熱。

這時機體又因內臟溫度達到正常，同時也由於提高溫度消耗了一定的氣血而降低溫度，所以表部的溫度也會降低至正常，因此裏陰病和樞陰病發熱不會持續高，不經治療也會降到正常。

但時間稍長裏部的溫度又下降，機體又努力提高溫度，故發熱時發時止，機體的溫度時高時低，如此惡性循環，反覆消耗氣血，最終機體衰竭，表部的溫度也升不起來了，生命也就終止了。

裏陰病和樞陰病的發熱，只是在表部，裏部和樞部的本質是虛寒，溫度反而降低，所以治療必須溫裏，使裏部和樞部的機能興奮，痙攣的組織血管得到緩解，血流量增大增快，代謝增加，溫度提高，被逼向表部的氣血返回裏部，裏部不寒，表部也不會再熱，也就是說只有透過溫裏，裏陰病和樞陰病的發熱才能痊癒。

三、慢性六病證治——協調療法

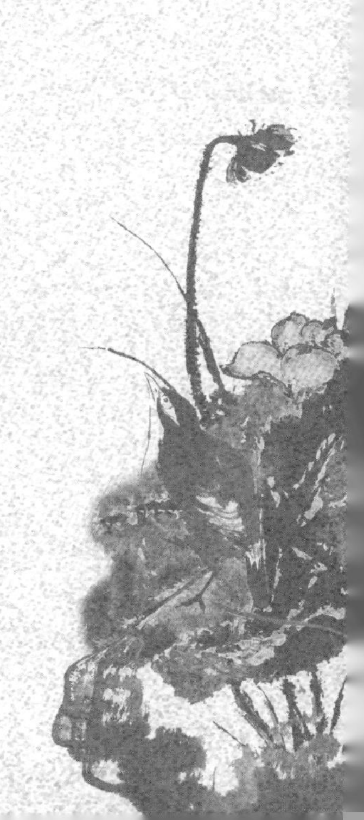

協調療法主要用於慢性六病的治療。所謂慢性六病是指在病因（以情志因素七情為主）的作用下，三部氣血長期地、反覆地、較規律地、固定地處於一種不協調狀態，使機體長期地處於此處熱彼處寒、此處虛彼處實的病情變化不大的病理狀態。

這類病症從病位和病性上都比較模糊，只是在這種狀態下哪部的哪個病表現較突出，就定為哪部的哪個病。

在治療這類慢性病時，要診斷清這個病的慢性氣血逆偏的較規律固定的狀態形式，制定好相應的方藥，較長時間地一直服下去，使這個較規律固定的氣血不協調狀態逐漸恢復正常而使疾病痊癒。

協調療法的診斷是以四脈（溢、聚、澀、韌四脈）為主，腹診為輔，兼參症狀，「四脈定位，腹診定性」。治療時要定證、定方、定療程，一方到底，根據兼有症狀適當加兼藥。

劉紹武先生深入研究《傷寒論》，旁觸諸醫百家及現代醫學，在傳統脈學的基礎上總結出「溢、聚、澀、韌（長弦）」四脈作為慢性病的診斷依據，用於臨床簡便易學，規律準確，是應用協調療法的核心診斷標準。

溢脈：

即上魚際脈，寸口脈在腕橫紋以上可以摸到。甚者脈充皮下，可見其搏動，直達手掌大魚際，嚴重者可呈豆狀或蚯蚓狀。

上魚際脈的出現，說明氣血逆亢，偏走於上，提示患者性格剛強、脾氣急躁，至少在三年以上的時間內心情不

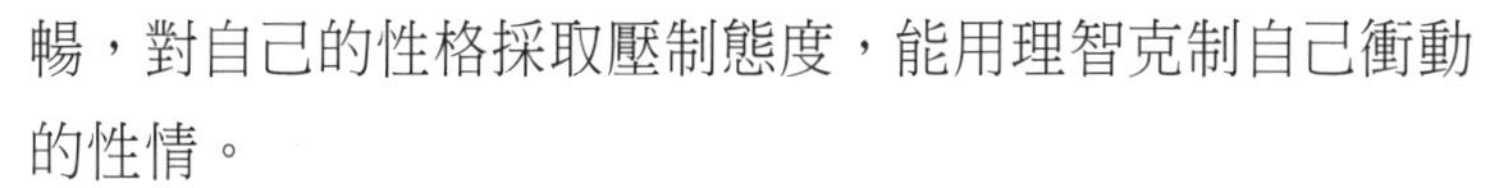

暢，對自己的性格採取壓制態度，能用理智克制自己衝動的性情。

思維的衝動導致大腦皮層的功能失調，引起自主神經功能紊亂，出現交感神經的興奮，使腹腔內血管處於收縮痙攣狀態，更使氣血偏走於上。長期的急躁、憤怒、爭強好勝而事與願違、過度緊張、長期熬夜都可以逐漸使氣血逆亢偏走於上而形成上魚際脈。

聚脈：

即聚關脈，寸口脈關脈獨大，甚者如豆，搏動明顯，高出皮膚，寸、尺相對較弱，脈搏顯於關部。

聚關脈的出現，說明氣血鬱滯於中。提示患者心中多有隱曲，因一些掛心之事，不能言之於口、告之於人，反覆思慮導致自主神經功能紊亂引起迷走神經張力增高而形成。長期的鬱悶、悲哀、憂愁、心胸苦悶、心理承受能力較差、思慮過度都可以使氣血運行緩慢鬱結而形成聚關脈。

澀脈：

寸口脈搏動大小不等、快慢不等、有力無力不等，包括結、代、過快、過慢、時快時慢（即現代醫學的早搏、心動過緩、心動過速、房顫等各種心律不整）。

澀脈的出現說明全身氣血紊亂，標誌著心臟功能的降低和有效循環血量的減少。

患者長期受到精神刺激、過度緊張，特別是悲哀憂愁、思慮過度或勞力勞神過度及飲食不節，如暴飲暴食、菸酒過度等，導致大腦皮層的功能紊亂，波及自主神經，引起心臟功能紊亂，抑制心臟的傳導系統，使心肌收縮力和傳導速度受到干擾，或因失血、病毒感染等因素而致心臟失去正常的功能而形成澀脈。

韌脈：

即長弦脈，以右尺多見，脈管見弦而長、超出尺部向後延續數寸，脈跳弦緊有力。

韌脈的出現說明寒凝於下，往往是曾患痢疾、腸炎未徹底治癒，或者平素嗜食生冷，致使大量寒濕性黏液積於腸內，尤其是結腸袋的皺褶處由於升結腸的蠕動是由下而上，違反地心吸力，黏液不能順利排走，而積聚升結腸內。時常腹中雷鳴，轆轆有聲，黏液毒素瀦留，微量被吸收入血，順血循環而逐漸沉積於脈管壁上，年復一年，使血管壁變厚、變硬，進而呈現長弦而形成此脈，此類患者多有十年左右的慢性消化道病史。更有甚者，腸內黏液滯留，天長日久，被吸收入血而顯於皮膚表面，皮膚萎黃、晦暗無光澤，顏面則出現色素沉著。

（一）表　部

1.慢性表陽病

慢性表陽病是在整體氣血不協調的基礎上，以表部實熱為突出表現的慢性病理狀態。

慢性表陽病基本病理是上熱下寒而以上熱為主要矛盾，就是以氣血運行偏走於上為主要矛盾，以頭部為主的上部氣血運行增多而呈充血狀態，這種狀態可以稱為氣血

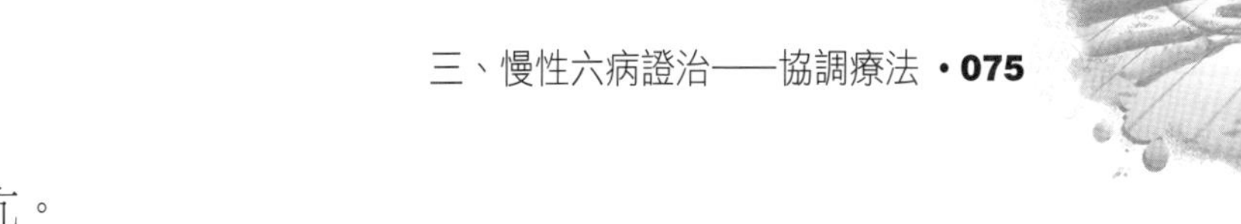

逆亢。

由於這種病理是慢性發生的，所以雖然上部的機能興奮，溫度升高，但病人沒有發熱現象，頭部往往耐寒。這一類人往往體格壯實，嗜酒貪食，食量較大，性格急躁易怒，爭強好勝，或長時間處於過度緊張狀態。

【主要症狀】

頭暈，頭痛，失眠或嗜睡，心煩，急躁，易怒，烘熱陣汗或頭汗，多夢，耳鳴耳聾，眼痛，記憶力減退，口渴口苦，便秘，手臂麻木，精神不安或錯亂、呆滯等。

【易患病】

腦血管病、高血壓病、眼病、耳病、頸椎病、鼻病、精神病、神經系統疾病。

【診斷標準】

上魚際脈（實而有力）+胸脅苦滿。

【治則】

協調上下，平衡氣血。

【代表方】

調神湯：生石膏 30g，牡蠣 20g，桂枝 10g，大黃 7g，車前子 20g，柴胡 10g，黃芩 10g，蘇子 20g，川椒 7g，黨參 20g，炙甘草 7g，大棗 3 枚。

2. 慢性表陰病

慢性表陰病是在整體氣血不協調的基礎上，以表部虛寒為突出表現的慢性病理狀態。表部虛寒，氣血供應不足，而重點是機體的下部，以盆腔以下為主。由於三部的虛寒往往同時出現，所以慢性表陰病單獨出現的較少。

也可以這樣理解，慢性表陰病是在三部虛寒、氣血運行較弱的基礎上機體的氣血運行仍處於上多下少、上部充血下部痙攣的狀態而以下少為主要矛盾。這一類人大多身體修長，貪食生冷，多愁善感，敢怒而不敢言。

【主要症狀】

腿冷，腿疼，腰冷，腰疼，腰腿軟弱，心煩，失眠，口渴，頭暈，噁心，婦人宮冷、不孕、痛經、帶下、月經不調，男子陽痿、遺精等。

【易患病】

腰椎病、頸椎病、腦動脈硬化、耳病、眼病、下肢病、婦科病、崩漏、不孕不育、前列腺炎。

【診斷標準】

上魚際脈（浮而無力）+腹動亢進。

【治則】

溫調表部，平衡氣血。

【代表方】

桂枝調神湯：天花粉 20g，牡蠣 20g，茯苓 15g，大黃 6g，桂枝 15g，白芍 15g，川椒 10g，炙甘草 10g，黨參 20g，大棗 3 枚。

3. 慢性表部併病

慢性表部併病是在整體氣血不協調的基礎上，表部實熱與虛寒不能明顯區分而更加模糊的慢性病理狀態。

【主要症狀】

表陽病與表陰病的各種症狀均有可能出現。

【易患病】

表陽病與表陰病的所見病均有可能出現。

【診斷標準】

上魚際脈＋胸脅苦滿＋腹動亢進。

【治則】

平調表部。

【代表方】

柴桂薑調神湯（用於寒偏重者）：柴胡20g，桂枝10g，乾薑6g，黃芩10g，天花粉20g，牡蠣20g，黨參20g，炙甘草7g，茯苓15g，大黃7g。

慢性表部病的診斷依據是上魚際脈即溢脈。溢脈的出現說明人體的氣血偏走於上、偏走於表，機體處於上偏熱下偏寒的狀態，無論西醫診斷是什麼「病」，只要脈診出現溢脈，就可以結合腹診分別選用調神湯、桂枝調神湯、柴桂薑調神湯來協調上下、平衡氣血，使人體的氣血達到動態的平衡狀態而疾病自然痊癒。

（二）裏　部

1. 慢性裏陽病

慢性裏陽病是在整體氣血不協調的基礎上，以裏部實熱為突出表現的慢性病理狀態。

慢性裏陽病一般有長期的慢性病理過程，往往也是一個整體疾病。多由精神刺激、抑鬱、悲哀、憂愁過度使機體的興奮性降低，胃腸、心血管、淋巴管及各種組織發生抑制性痙攣，氣血運行緩慢，各種生理活動遲緩，形成氣血在組織中的鬱滯狀態即氣血鬱結。

這種狀態以中部胃腸系統最嚴重，以橫膈上下為重點和中心，主要涉及胃、肝、脾、膽、胰、膈、胸腔、心、肺等。長期的氣血鬱結，最初導致組織器官的功能性病變，久則由量變到質變形成某組織、某器官的器質性病變。

【主要症狀】

胸脅滿悶疼痛，食慾不振，善太息，健忘，胃脘脹痛，情緒低落，咽塞，心煩。舌暗，苔厚。

【易患病】

一切胃病、肝病、膽病、胰病、肺病、心臟病，乳腺增生，各種癌症。

【診斷標準】

聚關脈（大而有力）+胸脅苦滿。

【治則】

理氣解鬱。

【代表方】

調胃湯：陳皮 20g，白芍 20g，大黃 7g，柴胡 10g，黃芩 10g，蘇子 20g，川椒 7g，黨參 20g，炙甘草 7g，大棗 3 枚。

2. 慢性裏陰病

慢性裏陰病是在整體氣血不協調的基礎上，以裏部虛寒為突出表現的慢性病理狀態。

慢性裏陰病的病位重點是中下腹部，此部位的組織、器官長期處於寒性痙攣狀態，氣血運行很慢很少，造成組織器官的機能抑制，功能低下，形成氣血凝滯的病理狀態。由於裏部尤其是大小腸長期處於痙攣狀態，蠕動減慢減弱，吸收功能降低，腸內溫度降低，消化功能降低，食慾不振，納呆，全身處於慢性營養不良狀態，同時由於食物不能被充分地分解消化，尤其是高脂肪、高蛋白食物常常以半成品吸收入血成為毒素引起自身中毒而出現多種疾病。

【主要症狀】

腹滿，腹冷，腹痛，大便或溏或秘，小便不利，消瘦或肥胖，頭暈，乏力，皮膚萎黃晦暗，面部色素沉著，腰腿或冷或痛，脫髮，痛經，不孕不育。

【易患病】

結腸病、十二指腸病、前列腺病、肛門病、盆腔病、月經病、不孕不育、下肢脈管炎、血管硬化、腦梗塞、腰腿疼痛、各種皮膚病。

【診斷標準】

聚關脈或兼尺部長弦脈＋腹動亢進。

【治則】

溫裏散寒，理氣解鬱。

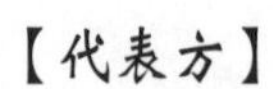

【代表方】

桂枝調胃湯：陳皮15g，白芍15g，大黃7g，桂枝15g，川椒10g，黨參20g，炙甘草10g，大棗3枚。

3. 慢性裏部併病

慢性裏部併病是在整體氣血不協調的基礎上，裏部實熱與虛寒不能明顯區分而更加模糊的慢性病理狀態。

【主要症狀】

裏陽病與裏陰病的各種症狀均可能出現。

【易患病】

裏陽病與裏陰病的所見病均可能出現。

【診斷標準】

聚關脈＋胸脅苦滿＋腹動亢進。

【治則】

協調裏部。

【代表方】

（1）柴桂調胃湯

陳皮20g，白芍20g，大黃7g，柴胡10g，黃芩10g，桂枝10g，蘇子20g，川椒7g，黨參20g，炙甘草7g，大棗3枚。

（2）柴桂薑調胃湯（用於寒偏重者）

陳皮20g，白芍20g，大黃7g，柴胡20g，桂枝10g，乾薑6g，黃芩10g，天花粉20g，牡蠣20g，黨參20g，炙甘草7g。

慢性裏部病的診斷標準是聚關脈或長弦脈，但聚關脈

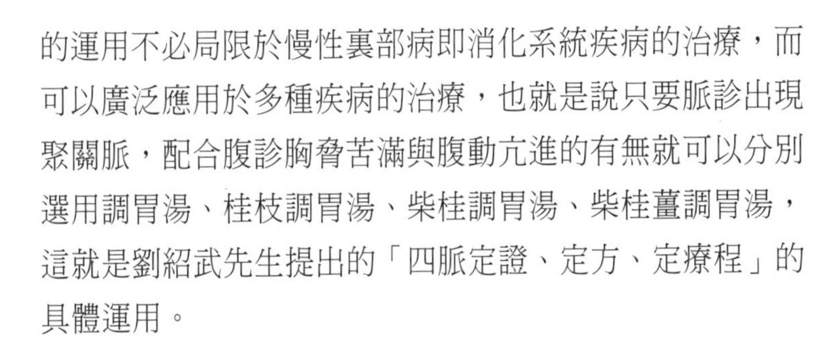

的運用不必局限於慢性裏部病即消化系統疾病的治療，而可以廣泛應用於多種疾病的治療，也就是說只要脈診出現聚關脈，配合腹診胸脅苦滿與腹動亢進的有無就可以分別選用調胃湯、桂枝調胃湯、柴桂調胃湯、柴桂薑調胃湯，這就是劉紹武先生提出的「四脈定證、定方、定療程」的具體運用。

（三）樞　部

1. 慢性樞陽病

慢性樞陽病是以樞部功能紊亂為中心的整體氣血紊亂，偏於實熱的慢性病理狀態。

慢性樞陽病為患者長期受到精神刺激、七情過度、精神緊張、過度勞倦，導致大腦皮層的功能紊亂，波及自主神經而使心跳中樞的功能紊亂，引起心臟功能紊亂，使心肌收縮力和傳導速度受到干擾，或因失血、病毒感染等因素而使心臟失去正常的功能，使寸口的脈象表現出節律不整、快慢不等或時快時慢、大小不等、有力無力不等，或時而有力時而無力，或過快或過慢，或時有間歇的澀脈。

樞部功能的紊亂是以心臟為主的心血管系統（包括淋巴系統）功能紊亂引起的全身氣血的紊亂。心血管系統功能的紊亂主要表現在心臟功能的降低和有效循環血量的減少，氣血在全身的運行時快時慢，時多時少，而以慢和少為主要矛盾，因此全身的氣血供應就不足了，同時代謝產物也不能及時帶走，全身長期地處於一種缺氧和營養不良

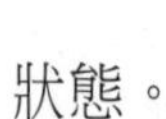

狀態。

輕則全身臟腑、組織、器官功能紊亂降低，重則由量變到質變出現器質性病變。全身各系統任何一個組織器官都有可能出現這種病理反應，也就是說慢性樞陽病可出現於全身任何部位的任何疾病、任何症狀。

【主要症狀】

心悸，氣短，胸悶，膽小易驚，心煩意亂，精力不足，健忘，失眠或嗜睡，噩夢多，夢中哭泣或發怒，易悲傷，精神不耐刺激，悲觀厭世，無端易怒，冬不耐寒，夏不耐熱，頭暈眼黑，神形易疲勞，易感冒，性冷淡，月經不調，習慣性流產，不孕不育。

【易患病】

全身任何部位的任何病都可能患。

【診斷標準】

澀脈＋胸脅苦滿。

【治則】

協調樞部，強心理亂。

【代表方】

調心湯：百合 20g，烏藥 10g，丹參 20g，鬱金 10g，瓜蔞 20g，牡蠣 20g，五味子 10g，柴胡 10g，黃芩 10g，蘇子 20g，川椒 7g，黨參 20g，炙甘草 7g，大棗 3 枚。

2. 慢性樞陰病

慢性樞陰病是以樞部功能紊亂為中心的整體氣血紊亂，偏於虛寒的慢性病理狀態。

【主要症狀】

與樞陽病基本一樣，伴見明顯惡風怕冷、大便溏稀或先硬後溏、腹冷腹痛等一系列虛寒的突出表現。

【易患病】

與樞陽病的易患病一樣。

【診斷標準】

澀脈＋腹動亢進。

【治則】

協調氣血，溫陽強心。

【代表方】

桂枝調心湯：百合 20g，烏藥 10g，丹參 20g，鬱金 10g，瓜蔞 20g，牡蠣 20g，五味子 10g，桂枝 15g，白芍 15g，川椒 10g，黨參 20g，炙甘草 7g，大棗 3 枚。

3. 慢性樞部併病

慢性樞部併病是以樞部功能紊亂為中心的整體氣血紊亂，實熱與虛寒難以明顯區分而更加模糊的慢性病理狀態。

【主要症狀】

與樞陽病基本一樣。

【易患病】

與樞陽病的易患病一樣。

【診斷標準】

澀脈＋胸脅苦滿＋腹動亢進。

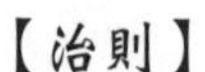

【治則】

協調樞部。

【代表方】

（1）柴桂調心湯

百合20g，烏藥10g，丹參20g，鬱金10g，瓜蔞20g，牡蠣20g，五味子10g，柴胡10g，黃芩10g，桂枝10g，白芍10g，蘇子20g，川椒7g，黨參20g，炙甘草7g，大棗3枚。

（2）柴桂薑調心湯（用於寒偏重者）

百合20g，烏藥10g，丹參20g，鬱金10g，瓜蔞20g，牡蠣20g，五味子10g，柴胡20g，桂枝10g，乾薑6g，黃芩10g，天花粉20g，黨參20g，炙甘草7g。

慢性樞部病的診斷依據是澀脈。樞部功能紊亂，氣血失衡，人體的抗病能力下降，免疫功能低下，百病叢生，透過調整樞部的功能，達到人體氣血的平衡而疾病自癒，此即《黃帝內經》所言「陰平陽秘，精神乃治」。

臨床運用時只要脈診出現澀脈，由腹診胸脅苦滿與腹動亢進的有無就可以分別選用調心湯、桂枝調心湯、柴桂調心湯、柴桂薑調心湯。

在概述中已經講到，樞部功能的異常不僅表現在心血管功能失常、血液循環的異常上，還可以表現在多種臟器功能的異常上，所以臨床上四個調心湯運用的機會很多，雖然上面的敘述中列舉出一些常見的症狀和病名，但臨床中不必拘泥，也就是說只要診得澀脈，各科的多種疾病大部分可以分別選用不同的調心湯治療，並可以根據不同情

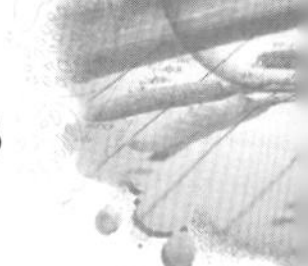

況稍做加減。具體如下。

第一，用於心血管疾病的治療：

痛如針刺，固定不移，入夜加重，舌質紫暗、瘀血明顯者加川芎 10 ～ 20g、桃仁 10 ～ 30g、赤芍 15 ～ 20g、紅花 10 ～ 20g；

如有少腹部壓痛即少腹急結，大便正常者合桂枝茯苓丸，大便不通者合桃核承氣湯；

舌邊尖有瘀點、瘀斑者加水蛭 3 ～ 6g、土鱉蟲 9 ～ 15g、地龍 9 ～ 15g 等蟲類藥；

舌苔厚膩，胸悶如窒或有痰者加薤白 10 ～ 15g、半夏 10 ～ 15g，即合瓜蔞薤白半夏湯；

胸脅苦滿較重者可加大柴胡的劑量；

舌苔水滑或舌上有津液帶，腹部觸及水泛波者加白朮 20 ～ 30g、茯苓 20 ～ 30g；

下肢水腫者加茯苓 15 ～ 30g、白朮 15 ～ 30g、豬苓 10 ～ 15g、澤瀉 15 ～ 30g，即合五苓散或合真武湯或加金銀花 20g、絲瓜絡 10g、車前子 20g；

背惡寒者去瓜蔞加附子 10 ～ 20g；

突因著涼受寒而發，惡寒無汗，脈沉細，有或無發熱者去瓜蔞加麻黃 10g、附子 10g、細辛 3g 或先用真武湯加人參即振神湯合麻黃、附子、細辛糾偏；

四肢厥冷，冷汗出，脈浮數或脈微欲絕者去瓜蔞、黨參，加人參 15 ～ 20g、附子 15 ～ 30g、乾薑 10 ～ 30g 回陽救逆；

氣短明顯，動則尤甚者去黨參加人參 10 ～ 15g；

飲食欠佳，食少納呆或腹診有水泛波者加茯苓 15 ～ 20g、白朮 10 ～ 15g、蒼朮 10 ～ 20g。

第二，用於各種良性、惡性腫瘤的治療：

有明顯腫塊者合用攻堅湯；

惡性腫瘤加白花蛇舌草、半枝蓮、金銀花等清理血液的藥物；

舌質紫暗、青紫加桃仁、當歸各 10 ～ 30g；

舌邊尖有瘀斑、瘀點者加水蛭 6 ～ 10g、土鱉蟲 10 ～ 15g、蛤蚧 15 ～ 20g、蜈蚣 3 ～ 6g；

食少納呆或腹診有水泛波者加茯苓 15 ～ 20g、白朮 10 ～ 20g、蒼朮 10 ～ 20g 即合四君子湯，舌苔厚膩加焦山楂、焦神麴、焦麥芽各 15g；

癌症後期心率快伴見氣短，動則加重，心功能不全者去黨參合用附子湯；伴有胸水、腹水者合半決瀆湯。

第三，用於呼吸系統疾病的治療：

咳嗽痰多者去川椒加乾薑、細辛、半夏，也可以合用二陳湯，久咳不癒肺動脈高壓而致心率過快或過慢者去黨參加人參 10g。

第四，用於婦科疾病的治療：

舌質淡紫合用少腹逐瘀湯；

伴見少腹壓痛即少腹急結者合桂枝茯苓丸或桃核承氣湯；

舌紅苔少、唇舌乾燥、手足心熱合用溫經湯；

滑胎加壽胎丸；

尺脈弱、月經量少加熟地黃 20g、川牛膝 15 ～ 20g；

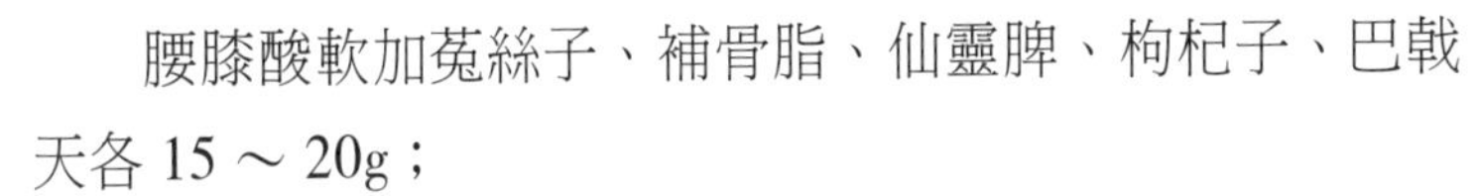

腰膝酸軟加菟絲子、補骨脂、仙靈脾、枸杞子、巴戟天各 15 ～ 20g；

白帶量多加川續斷 15g、白果仁 15g 或薏苡仁 20g、敗醬草 20g；崩漏合固衝湯。

第五，用於風濕免疫疾病的治療：

關節腫脹者合解肌湯；

無腫脹者合葛根湯或葛根湯去麻黃加羌活、獨活、防風；

疼痛較重、惡寒明顯者加附子、川烏、草烏；

關節變形者加仙靈脾、狗脊、杜仲、穿山甲；

舌邊尖有瘀斑、瘀點者加水蛭、土鱉蟲、地龍。

第六，用於腎臟及泌尿系統疾病的治療：

合決瀆湯。

第七，用於皮膚病的治療：

合用祛風利濕湯。

協調療法的運用以四脈定位、腹診定性，如前所述。有什麼脈用什麼方，出現上魚際脈用系列調神湯，出現聚關脈用系列調胃湯，出現澀脈用系列調心湯，如果三個脈同時出現則三方合用分別組成中樞湯、桂枝中樞湯、柴桂薑中樞湯。

同理也可以組用調心胃湯、桂枝調心胃湯、調心神湯、桂枝調心神湯等，臨床可以根據具體情況靈活應用。

四、糾偏療法與協調療法的應用關係

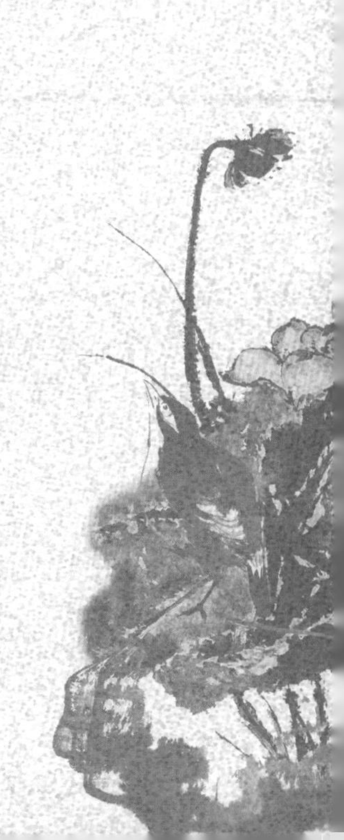

三部與氣血的矛盾是人體的基本矛盾。三部與氣血的動態平衡遭到破壞是疾病產生的根本原因。致病因子作用於人體產生疾病的原理是一樣的，發病後的病理也是一樣的，糾偏療法與協調療法都是以調整三部氣血的平衡為目的，也就是說兩大療法治療疾病的原則是一樣的，都是寒則熱之、熱則寒之、虛則補之、實則瀉之，只是急性病三部病位明確，寒、熱、虛、實病性也明確故用糾偏療法，慢性病往往寒、熱、虛、實四證互見且病性比較模糊，病位也模糊故需協調治療。

糾偏療法的診斷以證為主，以脈為輔，參考腹診，按部定證，據證定性，以性定方，以方定名，即首辨病位（三部），次辨病性（陰陽），再辨方證，治療時隨著病症的不斷變化而變方，臨床需首辨六病，次辨方證，單病、單證用單方，合病、合證用合方，方證對應治癒疾病；協調療法的診斷是以四脈為主，腹診為輔，兼參症狀，「四脈定位，腹診定性」，治療時是定證、定方、定療程，一方到底，根據兼有症狀適當加兼藥。

慢性病如果四脈不明顯或無，則以證為主，按急性病處理用糾偏療法；急性病如果四脈明顯，可以按慢性病處理用協調療法。

只是急性六病來勢急，發展變化快，但見效快，治癒也快，自癒也快，療程短，病情一般無反覆，且需根據病性調整處方；慢性六病則來勢漸，病理相對較規律固定，發展變化慢，見效慢，治癒也慢，自癒更慢，療程較長，治療期間病情易反覆，處方調整幅度小。

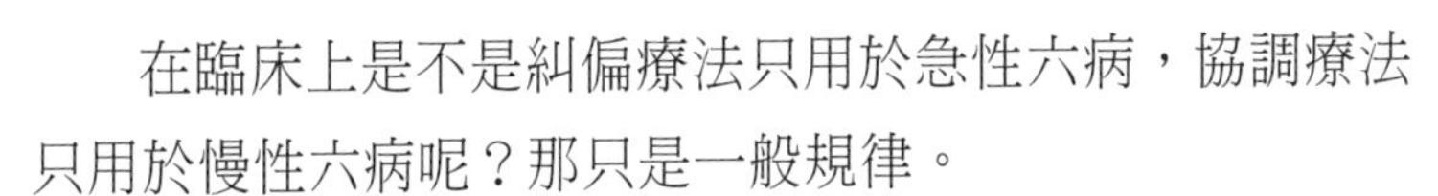

在臨床上是不是糾偏療法只用於急性六病，協調療法只用於慢性六病呢？那只是一般規律。

在特殊情況下是可以互用的，也就是說急性六病也可用協調療法，慢性六病也可用糾偏療法，急性病如果病位、病性不明確需用協調療法，慢性病如果病位、病性明確則可以用糾偏療法。

急性六病一般情況下其病性、證性明顯，即寒、熱、虛、實明顯，此時用糾偏療法。

若在某部寒、熱、虛、實的證性不明顯，處於一種模糊狀態，即某部的併病狀態時，即可用協調療法，如表部的葛根加石膏湯證、裏部的生薑瀉心湯證、樞部的小柴胡湯證，都是用協調療法。

尤其是小柴胡湯證，因為樞部穿插於表裏兩部，所以小柴胡湯可以說是協調整體的一個方子。

劉紹武先生的協調療法就是從小柴胡湯證和對小柴胡湯的研究創立的。所以，符合小柴胡湯證的急性病，有很多可用協調方，如調胃湯治急性胃炎、調心湯治急性氣管炎、調肺湯治急性肺炎、調腎湯治急性腎炎、調肝湯治急性肝炎等。

有些慢性病急性發作時，其表現的寒、熱、虛、實病性也很明顯，此時也可用糾偏療法。有些慢性病雖沒有急性發作，但其寒、熱、虛、實病性也很明顯，也可用糾偏療法，如理中湯治慢性腸炎、真武湯治慢性腎炎、半夏厚朴湯治慢性咽炎等。總之，臨床上一定要根據病情靈活掌握，診斷時一定要抓住主要矛盾，採取針對性治療，用好兩大療法。總之以提高療效、縮短療程為宗旨。

一些慢性病，四脈的某一脈很突出，同時急性六病的某病或某證也很重，就可以把協調方和糾偏方合用。如治療嚴重痛經，澀脈很重，可以調心湯合桃核承氣湯或桂枝茯苓丸；治療擴張型心肌病，惡寒、短氣重時可以用調心湯合四逆人參湯；治療痹證如頸椎病、腰椎病等可以用調心湯合葛根湯或疏肌散。這就是三部六病學說整體協調加局部治療的思路。

總之，急性六病和慢性六病的發病原理是一樣的，發病後的病理也是一樣的，治療原則也是一樣的，只是治療方法有所不同，要遵循劉紹武先生「抓住主要，帶動全面」的原則，診斷時一定要抓住主要矛盾，採取針對性治療，靈活應用兩大療法，在臨床中反覆實踐，耐心考察，反覆思考，不斷總結，修正其謬誤，發現其未發，進一步擴大三部六病學說的治療範圍，不斷提高治療水準。

重要的是遵循劉紹武先生對三部六病學說要「普及、充實、提高」的方針，將三部六病學說發揚光大，掌握臨床技巧，造福人民。

五、其他協調方

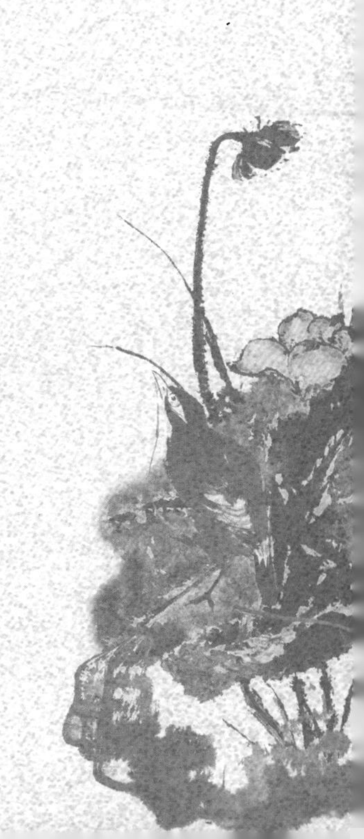

1. 調腎湯

【組成】金銀花 20g，絲瓜絡 10g，車前子 20g，白茅根 40g，黃耆 20g，鬱金 10g，柴胡 10g，黃芩 10g，蘇子 20g，川椒 7g，黨參 20g，大棗 3 枚。

【主治】腎臟疾病、水腫。

2. 調肺湯

【組成】麻黃 10g，杏仁 10g，生石膏 20g，瓜蔞 20g，沙參 20g，麥冬 10g，五味子 10g，罌粟殼 3g，柴胡 10g，黃芩 10g，蘇子 20g，川椒 7g，黨參 20g，甘草 7g，大棗 3 枚。

【主治】急慢性氣管炎、哮喘、肺氣腫。

3. 調肝湯

【組成】陳皮 20g，白芍 20g，大黃 7g，柴胡 10g，黃芩 10g，蘇子 20g，川椒 7g，黨參 20g，炙甘草 7g，大棗 3 枚，茵陳 20g，梔子 10g，車前子 20g，丹參 20g，鬱金 10g。

【主治】急慢性肝炎、肝硬化、膽囊炎。

4. 調腸湯

【組成】陳皮 20g，白芍 20g，大黃 7g，柴胡 10g，黃芩 10g，蘇子 20g，川椒 7g，黨參 20g，炙甘草 7g，大棗 3 枚，川楝子 20g，小茴香 10g。

【主治】慢性腸炎、十二指腸炎、前列腺炎等。

5. 潰瘍湯

【組成】陳皮 20g，白芍 20g，大黃 7g，柴胡 10g，黃芩 10g，蘇子 20g，川椒 7g，黨參 20g，炙甘草 7g，川楝子 20g，五靈脂 15g，敗醬草 20g，大棗 3 枚。

【主治】胃潰瘍、十二指腸潰瘍、結腸潰瘍。

6. 理消湯

【組成】熟地黃 20g，山藥 20g，五味子 10g，丹參 20g，鬱金 10g，車前子 20g，生石膏 40g，天花粉 20g，茵陳 40g，黃耆 30 ～ 120g，柴胡 10g，黃芩 10g，蘇子 20g，川椒 7g，黨參 20g，豬胰子半個。

【主治】糖尿病。

7. 理目湯

【組成】桃仁 20g，桂枝 7g，大黃 7g，芒硝 7g，生石膏 30g，知母 15g，白蒺藜 20g，決明子 20g，車前子 20g，柴胡 10g，黃芩 10g，蘇子 20g，川椒 7g，黨參 20g，炙甘草 7g，大棗 3 枚。

【主治】眼病。

8. 理鼻湯

【組成】蒼耳子 20g，辛夷 15g，王不留行 15g，陳皮 20g，白芍 20g，大黃 7g，柴胡 10g，黃芩 10g，蘇子

20g，川椒 7g，黨參 20g，炙甘草 7g，大棗 3 枚。

【主治】急慢性鼻炎、急慢性鼻竇炎。

9.解鬱攻堅湯

【組成】柴胡 10g，黃芩 10g，蘇子 20g，川椒 7g，黨參 20g，炙甘草 7g，大棗 3 枚，夏枯草 20g，牡蠣 20g，王不留行 80g，半枝蓮 20g，白花蛇舌草 20g，金銀花 20g。

【主治】各種腫瘤。

10.消斑解毒湯

【組成】苦參 20g，土茯苓 20g，浮萍 20g，蒼耳子 20g，金銀花 20g，絲瓜絡 10g，車前子 20g，生石膏 20g，柴胡 10g，黃芩 10g，蘇子 20g，川椒 7g，黨參 20g，炙甘草 7g，大棗 3 枚。

【主治】系統性紅斑狼瘡。

11.排石湯

【組成】金錢草 80g，海金沙 10g，雞內金 20g，大黃 15g，芒硝 10g，茵陳 40g，丹參 20g，鬱金 10g，陳皮 20g，白芍 20g，柴胡 10g，黃芩 10g，蘇子 20g，川椒 7g，黨參 20g，炙甘草 7g，大棗 3 枚。

【主治】膽道結石。

12.調經湯

【組成】百合 20g，烏藥 10g，丹參 20g，鬱金 10g，

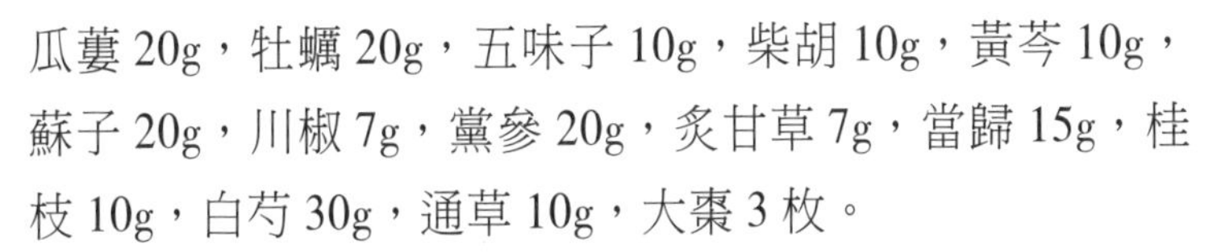

瓜蔞 20g，牡蠣 20g，五味子 10g，柴胡 10g，黃芩 10g，蘇子 20g，川椒 7g，黨參 20g，炙甘草 7g，當歸 15g，桂枝 10g，白芍 30g，通草 10g，大棗 3 枚。

【主治】月經不調、痛經。

13. 調滋湯

【組成】竹葉 10g，石膏 60g，麥冬 30g，半夏 10g，粳米 20g，瓜蔞 30g，五味子 15g，柴胡 10g，黃芩 10g，蘇子 20g，川椒 7g，黨參 20g，炙甘草 7g，大棗 3 枚。

【主治】各型肺結核、胸膜炎、肺空洞、肺膿腫、支氣管擴張等。

以上的這些協調方都是以小柴胡湯作為基礎協調方組成的，所以其適應證應該有胸脅苦滿，如果腹診沒有胸脅苦滿而為腹動亢進則可以用桂枝湯加黨參代替小柴胡湯而組成桂枝類協調方，如桂枝潰瘍湯、桂枝調腎湯等。

如果腹診時胸脅苦滿與腹動亢進同時存在，則可以用柴胡桂枝湯或柴胡桂枝乾薑湯代替小柴胡湯，作為基礎協調方組成柴桂協調方或柴桂薑協調方，如柴桂薑潰瘍湯、柴桂調腎湯等。

另外，在用這些協調方的時候如果有明顯的四脈存在，則可以合用慢性六病協調方，有澀脈合調心湯，有聚關脈合調胃湯，有上魚際脈合調神湯，如調肝湯合調心湯之調心肝湯、調腎湯合調心湯之調心腎湯、調神湯合理鼻湯之調神理鼻湯等。

因為疾病的發生往往有一個慢性發展的過程，整體氣血的逆偏是慢性病產生的根本原因，只有將慢性六病治癒，使整體氣血達到動態平衡，具體的症狀才能好轉，這也是三部六病學說整體協調加局部治療的體現。

六、其他單方

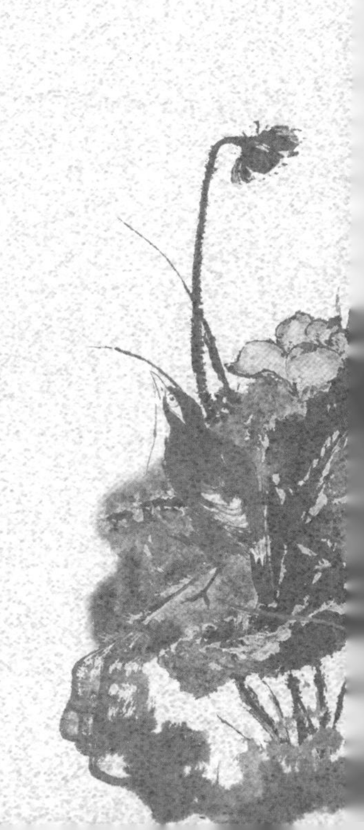

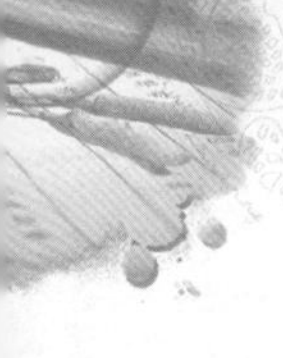

1. 解肌湯

【組成】葛根 30g，金銀花 20g，絲瓜絡 10g，車前子 20g，黃耆 20g，丹參 20g，鬱金 10g，黨參 20g。

【主治】風濕性心臟病、過敏性紫癜。

2. 清喉湯

【組成】葛根 30g，金銀花 20g，連翹 15g，桔梗 15g，薄荷 15g，玄參 20g，鬱金 10g，蘆根 15g，甘草 10g。

【主治】扁桃腺炎、咽喉炎、帶狀皰疹等。

3. 攻堅湯

【組成】夏枯草 20g，蘇子 20g，牡蠣 20g，王不留行 80g。

【主治】腫瘤、腫物、囊腫、頑固潰瘍。

4. 祛風利濕湯

【組成】苦參 20g，土茯苓 20g，浮萍 20g，蒼耳子 20g。

【主治】蕁麻疹、濕疹及各種皮膚病。

5. 理心復脈湯

【組成】當歸 10g，桂枝 8g，白芍 20g，細辛 5g，川椒 7g，通草 7g，甘草 7g，大棗 3 枚，玄參 20g，金銀花 20g，雞血藤 20g，葛根 30g，王不留行 30g，川牛膝 10g，桃仁 10g，大黃 7g，芒硝 10g。

【主治】脈管炎、雷諾綜合徵。

6. 疏肌散

【組成】葛根 30g，桂枝 15g，羌活 15g，防風 15g，甘草 10g。

【主治】肩周炎、腰椎及頸椎椎間盤突出症、腰椎及頸椎骨質增生、腰痛、四肢痛。

7. 小調胃湯

【組成】吳茱萸 10g，黃連 10g，大黃 10g。

【主治】胃炎。

8. 利腸湯

【組成】白芍 30g，炙甘草 10g，威靈仙 10g，蘆薈 5g。

【主治】便秘。

9. 三核二香湯

【組成】川楝子 20g，荔枝核 20g，橘核 20g，木香 10g，小茴香 10g，大黃 7g。

【主治】腹部寒疝、腹中雷鳴、慢性腹瀉、雙尺長弦脈。

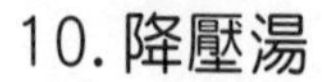

10. 降壓湯

【組成】黃耆 50g，蘇子 30g，茺蔚子 30g，夏枯草 30g，黃芩 15g，紅花 15g，槐花 15g，車前子 30g，牡蠣 30g，川椒 5g。

【主治】高血壓病。

11. 雞甲散

【組成】雞內金 30g，炮甲珠 30g，鱉甲 30g。

【製法】將三藥焙乾，研極細末，配合調肝湯或解鬱攻堅湯服用，一次 3g，一日 3 次。

【主治】肝硬化、各種腫物。

12. 復健散

【組成】黃耆 60g，黨參 60g，鬱金 30g，神麴 60g，丹參 60g，五靈脂 30g，川楝子 60g，陳皮 60g，川椒 30g，甘草 30g，紅參 30g，雞內金 120g。

【製法】將上藥 12 味，焙乾，研極細末，一次 10g，一日 3 次，白開水送服，約月餘服完為一個療程。

【主治】消化道潰瘍癒合的鞏固治療及其他消化系統寒性疾病的復建治療。

13. 團魚丸

【組成】團魚 2000g，蛤蚧一對，紅參 60g，雞內金 120g。

【製法】將團魚去頭洗淨，蒸熟，焙乾，研為細末，再將另三藥焙乾研末，四藥調勻，如復有其他協調方，可一併研末，煉蜜為丸，每丸 10g，一次 1 丸，一日 3 次。

【主治】機體各組織、臟器虛勞證。

七、臨床醫案

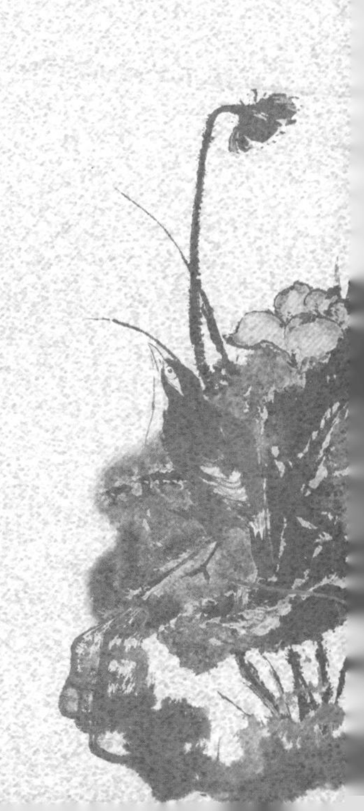

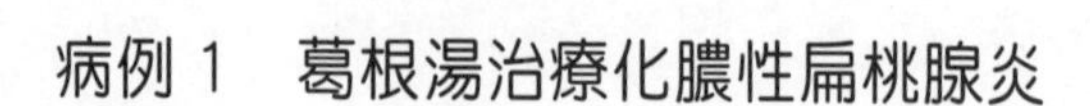

病例 1　葛根湯治療化膿性扁桃腺炎

張某某，女，34 歲，2014 年 11 月 12 日初診。於前一日下午 2 點自覺咽喉疼痛，伴周身酸困無力，至晚 8 點左右開始出現惡寒、頭痛、身痛，無汗，持續至今。查：體溫 37.5℃，舌質淡，舌體胖大，苔黃膩，脈浮數。

腹診：腹動亢進，上腹部有明顯振水音；雙側扁桃腺明顯腫大，滿布膿點。

【主症】惡寒，無汗，脈浮數，腹動亢進，振水音。

【診斷】表寒證合裏虛證。

【治則】發汗解肌，祛濕排膿。

【主方】葛根湯加茯苓、白朮、桔梗。

葛根 30g，麻黃 10g，桂枝 15g，白芍 15g，炙甘草 10g，生薑 15g，大棗 15g，茯苓 15g，白朮 15g，桔梗 20g。

二劑，一日一劑，水煎 600 毫升分早、中、晚三次空腹溫服。11 月 14 日複診，服藥後周身微汗出，惡寒、頭痛、身痛基本消失，咽喉疼痛明顯緩解，僅感上肢酸困，故以原方去麻黃、桔梗，加防風 10g 繼服兩劑而癒。

病例 2　葛根湯治療急性化膿性扁桃腺炎

馬某某，男，29 歲，2014 年 11 月 3 日初診。主因咽喉疼痛就診，餘無明顯不適。無汗，舌質淡，苔薄白，脈浮，雙側扁桃腺腫大，見少許膿點。

腹診：腹動亢進。

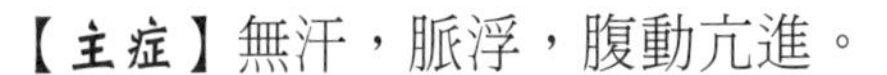
【主症】無汗，脈浮，腹動亢進。

【診斷】表寒證。

【治則】發汗，解肌，排膿。

【主方】葛根湯加桔梗、連翹。

葛根 30g，桂枝 15g，白芍 15g，生薑 15g，炙甘草 10g，麻黃 10g，大棗 15g，桔梗 15g，連翹 30g。

三劑，一日一劑，水煎 600 毫升分早、中、晚三次空腹溫服。

藥盡而癒。

病例 3　桂枝湯合桃核承氣湯治療發熱

王某某，女，75 歲。主因腦出血住我院腦病科，出血控制後出現發熱，每於下午 6 點以後體溫開始逐漸升高，最高可達 39℃，伴大便不通。給予肌肉注射複方氨基比林注射液可以退燒，但第二天發熱繼續，灌腸後便出幾粒硬便，後又不大便。於 2014 年 11 月 24 日邀我會診。

刻診：發熱，下午 6 點至 10 點體溫最高，可達 39℃，10 點以後不用解熱藥體溫也可逐漸下降，伴汗出、惡風，舌質暗，苔薄白，大便三日未行，口不渴，飲食欠佳，脈沉細無力。

腹診：腹部平坦，腹動亢進，右下腹壓痛明顯（少腹急結）。

【主症】發熱，汗出，惡風，腹動亢進，少腹急結。

【診斷】表陰病合樞實證。

【治則】祛風解肌，瀉下逐瘀。

【主方】桂枝湯合桃核承氣湯。

桂枝 15g，白芍 15g，生薑 15g，炙甘草 10g，桃仁 20g，大黃 7g，芒硝 6g，大棗 10g。

三劑，一日一劑，水煎 600 毫升分早、中、晚三次空腹溫服。服藥後，大便一日一次，體溫逐漸降至正常。原方繼服三劑，體溫及大便均恢復正常而出院。

按：體溫不是 24 小時持續升高，不用解熱藥而能自降即為時發熱，符合陰病發熱的特點，時發熱、自汗出、惡風為桂枝湯的適應證，舌質暗、少腹急結、大便不通為桃核承氣湯的適應證，故二方合用有效。

病例 4　桂枝湯合桃核承氣湯治療發熱

李某某，男，61 歲。於 2014 年 12 月 24 日因發燒入住我院，輸液一週發熱持續不退，於 12 月 31 日邀我會診。

刻診：發熱，體溫持續在 37.8℃至 38.5℃，但自己無熱感，自汗出，尤以早晨明顯，惡風，喜衣被，厭食，大便乾結，4 ～ 5 天一次。舌質淡紫，苔薄白，脈細弦。

腹診：腹部平坦、柔軟，腹動亢進，右下腹壓痛明顯（少腹急結）。

【主症】發熱，汗出，惡風，腹動亢進，少腹急結。

【診斷】表陰病合樞實證。

【治則】祛風解肌，瀉下逐瘀。

【主方】桂枝湯合桃核承氣湯。

桂枝 15g，白芍 15g，生薑 15g，炙甘草 10g，桃仁

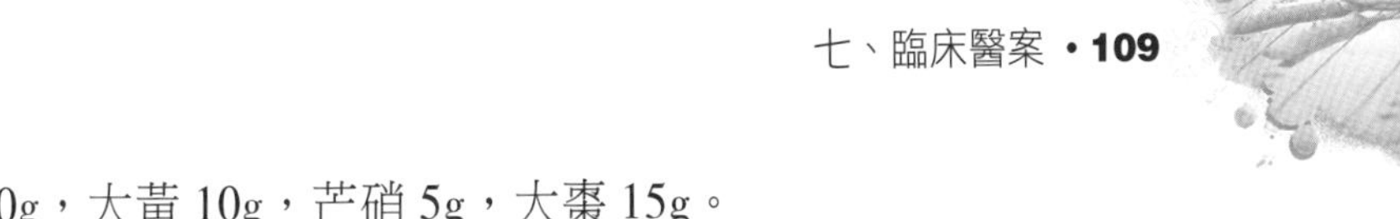

30g，大黃 10g，芒硝 5g，大棗 15g。

三劑，一日一劑，水煎 600 毫升分早、中、晚三次空腹溫服。2015 年 1 月 4 日複診，服藥後每日大便 1 ～ 3 次，第一天便出大量黑便，體溫降至 36.8℃至 37.1℃，食慾好轉，餘無明顯不適。繼以原方加黃耆 10g，服三劑癒後出院。

病例 5　葛根湯治療發熱

趙某某，男，54 歲，2016 年 10 月 7 日初診。患者於 20 天前因腦出血入住榆次區人民醫院，現發熱已 10 餘日，經用抗生素及抗真菌治療，同時全身用冰塊交替外敷，各種辦法用盡體溫持續在 39℃以上，經人介紹邀餘會診。

刻診：患者昏睡不醒，呼吸急促，喉中痰聲嚕嚕，體溫 24 小時持續在 39℃以上，無汗。脈浮大無力而數（脈搏 120 次／分），舌質淡嫩，苔白厚。大便每 2 ～ 3 天用開塞露後便一次，腹診時腹部脹滿而硬如同胸脅苦滿，但從脈象及舌象分析毫無熱象，疑慮不解，因此反覆進行腹診，在患者吸氣之瞬間順勢按之，腹動亢進明顯可見，同時感覺腹部軟弱無力。

【主症】發熱，無汗，大便不通，腹動亢進。

【診斷】表寒證合裏實證。

【治則】發汗解肌，退熱通便。

【主方】葛根湯加大黃。

葛根 30g，麻黃 9g，桂枝 15g，白芍 15g，炙甘草

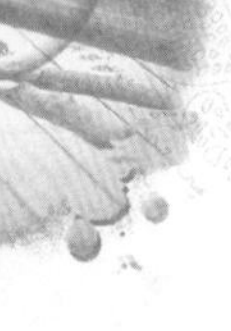

10g，防風 15g，大黃 6g，生薑 8 片，大棗 2 枚。

二劑，一日一劑，水煎服。因患者心率過快故用少量麻黃並加防風，開方之後，心存疑慮，擔心外敷之冰塊會影響療效。10 月 9 日患者弟弟欣喜地打電話告知病人體溫降至 37.5℃，囑咐繼以原方服兩劑。10 月 11 日其弟代診，言體溫已降至正常，唯喉中痰多，故予苓桂朮甘湯合二陳湯溫化痰飲。

病例 6　真武湯治療發熱

陳某某，女，12 歲。2015 年 8 月 29 日主因發熱一週就診，其母自認為感冒給服用感冒退燒藥，汗出但發熱未退，體溫 24 小時持續在 38℃，晚上則達 39℃以上，伴右頸部疼痛。患兒體形消瘦，神疲乏力，面色萎黃，飲食欠佳。舌質淡，苔水滑，脈浮。頜下可觸及兩枚腫大淋巴結，大小約 0.5 公分 ×1.0 公分。

腹診：腹動亢進，右腹部有明顯振水音。

【主症】發熱，脈浮，腹動亢進，振水音。

【診斷】表寒證合裏虛證。

【治則】發汗解肌，溫裏祛濕。

【主方】葛根湯。

葛根 30g，桂枝 15g，白芍 15g，炙甘草 10g，生薑 15g，大棗 15g，茯苓 15g，白朮 15g。

配方顆粒三劑，一日一劑，開水沖服。囑其忌食生冷、辛辣、油膩之品，注意保暖，避免著涼受寒。

8 月 31 日二診，三劑藥服完，右頸部疼痛消失，餘症同前，體溫絲毫未降。為何用桂枝加葛根湯合茯苓、白朮無效呢？百思不得其解，於是仔細追問，患兒雖然體溫在38℃甚至39℃以上，但自己沒有一點熱感，也無任何不適。其母言，開始服用感冒退燒藥，汗出但體溫不降，孩子反而感覺全身發冷、頭暈，渾身顫抖（身瞤動），站立不穩（振振欲擗地），牙顫，心悸，腹瀉，故雖然體溫未降不敢再用退燒藥。此時我才恍然大悟，這不正是《傷寒論》82條所述之真武湯證嗎？「太陽病，發汗，汗出不解，其人仍發熱，心下悸，頭眩，身瞤動，振振欲擗地者，真武湯主之」，歎哉！己之誤也！

【主症】發熱，汗出不解，心悸，頭暈，身瞤動，振振欲擗地，腹動亢進。

【診斷】裏陰病合樞寒證。

【治則】溫陽利水，散寒除濕。

【主方】真武湯。

製附子9g，茯苓20g，白朮15g，生薑15g，白芍10g。

配方顆粒二劑，一日一劑，開水沖服。仍囑其忌食生冷、辛辣、油膩之品。

9月2日三診，患兒因上學未來，其母代來開藥，稱8月31日中午11點30分左右服藥一袋，下午4點第二次服藥時有輕微汗出，體溫仍為38℃，但晚上10點30分體溫未升高而降至37℃，9月1日早晨體溫正常，為36.7℃，至今日未再升高，且精神食慾明顯好轉，面色改善。其母對我十分感謝，言其女自幼體弱多病，經常感冒發燒、扁桃體腫大，已切除扁桃體，但仍然經常發燒，打針、輸液、中藥、西藥都用，每次最少持續半月以上，想不到這次僅僅5味藥的顆粒劑竟如此神奇。余曰：「此乃《傷寒論》經方之神奇。其實應感恩您的信賴，三劑藥無效還能來複診，否則難以見證真武湯威力。」效不更方，復予真武湯原方。

【處方】製附子9g，茯苓20g，白朮15g，生薑15g，白芍10g。配方顆粒三劑，一日一劑，開水沖服。仍囑其忌食生冷、辛辣、油膩之品。

9月5日四診，患兒面色紅潤，精神狀態良好，未再發燒。舌質淡紅，苔薄白，脈沉細無力。

腹診：腹動亢進依然存在，振水音消失。原方去生薑加黨參、甘草即合四君子湯健運脾胃，培補後天之本，恢復裏部、樞部功能。

【處方】製附子9g，茯苓20g，白朮15g，黨參15g，白芍10g，甘草10g。配方顆粒七劑，一日一劑，開水沖服。仍囑其忌食生冷、辛辣、油膩之品。

按：本例患兒之發熱看似「感冒發熱」，其實係「陽虛發熱」，按三部六病學說思維方法屬陰病發熱，初診時由於未仔細詢問病史，犯了經驗主義的錯誤，誤診斷為表陰病合裏虛證用了桂枝加葛根湯並加茯苓、白朮，雖然體溫未退而未引起變證，二診及時改用真武湯，才力挽狂瀾。《傷寒論》16條：「太陽病三日，已發汗，若吐，若下，若溫針，仍不解者。此為壞病，桂枝不中與之也。觀其脈證，知犯何逆，隨證治之。」病者自服感冒藥「發汗，汗出不解，其人仍發熱」（82條），臨床這種情況很多，應當視為16條所指的「壞病」，需仔細分析，認真辨證，方不致誤。14條之桂枝加葛根湯證與82條真武湯證，條首均冠有「太陽病」，是均在太陽病時（上午9點至下午3點）出現發熱，其病雖均屬於陰病，但其病之部位不同，桂枝加葛根湯證屬於表部，寒邪入侵，機體尚能抗邪，正邪相爭於表而致體溫升高；真武湯證則寒邪直中於裏，屬於裏陰病兼樞寒證，裏部虛寒，組織血管痙攣，裏部氣血循環量減少而將氣血逼向表部而致發熱，體溫升高，裏寒表熱，裏部溫度越低，則表部溫度越高。由於裏部的溫度很低而不高，所以雖然體溫很高，但患者不感覺難受。

現代社會物質生活水準提高，水果、飲料、礦泉水長年不斷，尤其是小孩，嗜食生冷成性，脾胃受損，裏部虛寒，臨床上急性發熱性疾病即外感而致的傷寒發熱可以是表部病，更多的是寒邪直中的裏部病與樞部病，除桂枝劑以外真武湯、理中湯、四逆湯之類方子運用的機會也很多。

病例7　真武湯治療腹痛

劉某某，男，85歲，2018年3月15日初診。患者主訴腹痛2天，夜裏1至3點左右疼痛劇烈，難以忍受，大便3日未行，口乾不欲飲水，食少納呆。

腹診：腹動亢進，雙側腹直肌痙攣嚴重如板狀硬，壓痛明顯，尤以下腹部為重（如同腹膜刺激徵，拒按）。舌質淡紫，苔薄白，脈浮大（脈搏 84 次／分）。

【主症】腹痛（三陰病時重合時加重），大便不通，腹動亢進。

【診斷】裏陰病合裏實證。

【治則】溫陽通便、散寒止痛。

【主方】真武湯合小承氣湯。

製附子 18g，白芍 40g，茯苓 10g，生薑 18g，白朮 60g，大黃（後下）10g，枳實 12g，厚朴 18g。

一劑，配方顆粒，分二次開水沖服。囑其忌食生冷，密切觀察，如未緩解及時來院檢查排除腸梗阻。

3 月 16 日複診，言服藥後 8 小時大便 4 次，昨天晚上未出現劇烈腹痛，今晨起床後自覺精神好轉，有食慾，脈證同前，腹部壓痛減輕。原方去小承氣湯即用真武湯五劑而癒。

按語：此患者於夜裏 1 至 3 點三陰病時重合，陰氣至極，陽氣最弱之時腹痛加重，故用真武湯有效。

病例 8　振神湯治療潰瘍性結腸炎

段某某，男，54 歲，2015 年 3 月 29 日初診。患者近一個月來右下腹痛並放射至腰部，按腰痛治療無效且越來越重故入住縣級醫院治療，經檢查確診為膽結石而施行膽囊切除術。術後痛更甚，尤以夜重，曾給杜冷丁止痛。做腹部 CT 掃描顯示升結腸模糊，又做結腸鏡診斷為升結腸潰瘍性結腸炎，治療數日無效，出院後到門診求治。

現症：右下腹疼痛，壓痛明顯，回盲部尤甚，每晚

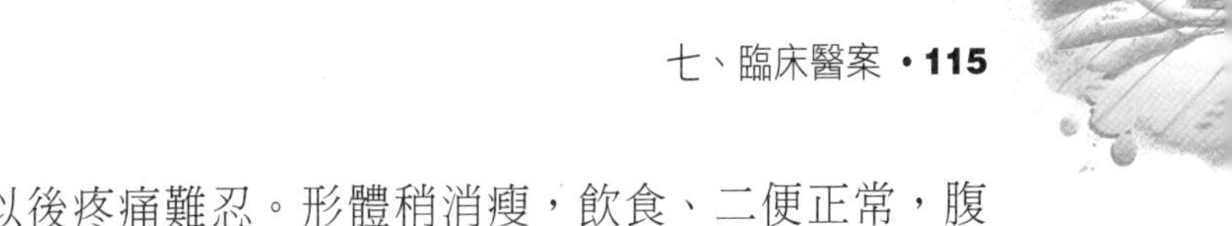

12點以後疼痛難忍。形體稍消瘦，飲食、二便正常，腹動亢進。脈長弦，苔厚膩。

【主症】腹痛夜甚，壓痛，脈長弦，潰瘍。

【診斷】裏陰病。

【治則】溫裏活血。

【主方】振神湯（真武湯合附子湯）。

製附子（先煎）15g，白朮15g，茯苓10g，白芍20g，乾薑15g，五靈脂20g，厚朴12g，枳實12g，大黃6g，人參6g，吳茱萸10g，生薑18g，牡丹皮10g，小茴香30g。

服一劑痛減，服兩劑後基本不痛。囑其忌菸、酒及一切動物類食物和生冷，此方藥量稍做調整共服一百八十劑而癒。

按語：此患者每晚12點以後疼痛特別嚴重，此乃「三陰病時」重合之時，為一天極陰之時，故用振神湯止痛立竿見影，效如桴鼓。另外西醫的檢查診斷也很重要，否則容易以不痛為好而使疾病難以痊癒。再則結腸炎忌口很重要，不忌口則難以治癒。

病例9　真武湯治療內傷發熱

趙某某，男，78歲，2018年2月24日初診。自認為「上火」了，不思飲食，食少納呆，神疲乏力，肛門疼痛有灼熱感，大便2～3天一次，頭硬排出困難需用開塞露，晚上11點以後出現燥熱汗出，口乾不欲飲或飲少量熱水。舌淡嫩，苔薄白，脈浮大。

腹診：腹動亢進，腹肌痙攣明顯如板狀硬，下腹部可觸及水泛波。

【主症】少陰病時發熱，食少納呆，水泛波，腹動亢進。

【診斷】裏陰病合樞寒證。

【治則】溫裏散寒。

【主方】真武湯。

附子 12g，茯苓 20g，白朮 40g，生薑 15g，白芍 30g。

三劑，配方顆粒，一日一劑，開水沖服。

2 月 27 日二診，服藥後食少納呆改善，飲食增加，夜間燥熱汗出消失，肛門灼熱感消失但仍有疼痛，大便一日一次但仍排出困難。

繼以原方加黨參 10g、附子 12g、茯苓 20g、白朮 60g、生薑 15g、白芍 30g、黨參 10g，五劑，開水沖服。並以苦參 12g、黃柏 18g、黃連 6g、大黃 6g，三劑，配方顆粒，開水沖化外用薰洗肛門。

3 月 1 日藥未服完，患者來告知飲食、精神已正常，唯大便還稍有不利，囑其將藥服完，並自製「蜂蜜栓」，每日用一個可以改善大便情況。

病例 10　瀉心湯治療血小板減少性紫癜

王某某，女，4 月，體重 8kg。患兒於 2016 年 12 月 18 日因全身皮膚出現大量出血點入住山西省兒童醫院，化驗血小板 6×10^9g/L，診斷為「血小板減少性紫癜」，靜脈滴注丙種球蛋白、更昔絡韋等藥物後於 12

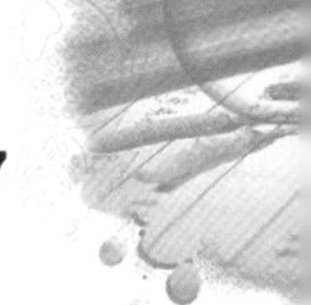

月21日出院。12月26日病情加重再次住院，查血小板3×10^9g/L，靜脈滴注丙種球蛋白與醋酸潑尼松後血小板增至33×10^9g/L，2017年1月2日複查血小板又降至16×10^9g/L，院方稱無其他治療方案而出院。2017年1月17日經人介紹前來我院門診。

刻診：全身皮膚包括面部滿布鮮紅色出血點，患兒精神尚可，顏面潮紅以兩頰部為重，大便乾結，二日一次，指紋透達氣關，顏色深紫紅，舌苔厚膩，腹脹如鼓。

【主症】腹脹，大便不通，指紋深紫紅，舌苔厚膩。

【診斷】裏熱證。

【治則】瀉熱通便。

【主方】瀉心湯。

大黃2g，黃連2g，黃芩2g。

四劑，一日一劑，囑其母以開水100mL浸泡藥物30分鐘，倒出藥汁，一天分3～4次服完。

2017年1月21日二診，其母言服藥後大便每日3～4次，均為黑綠色黏液便，味臭穢，患兒顏面潮紅及腹脹均有所減輕，全身出血點變淺，仍有新出血點，指紋仍在氣關，但顏色較前變淺，效不更方，原方繼服四劑。

2017年1月25日三診，其母言，大便一日一次，仍偏乾，但從23日開始顏色不黑而為正常黃便，指紋仍在氣關，色暗紅，全身原出血點變為暗紅色，頭面部有少量鮮紅色出血點，大便一日一次，化驗血小板增至49×10^9g/L。仍以原方繼服，大黃3g、黃連2g、黃芩2g，七劑，一日一劑，開水泡服。

2017年2月4日四診，患兒全身原出血點基本消失，僅頭面部有極少量鮮紅色出血點，大便一日一次，指紋退至風關以內，色稍紅。仍以原方繼服，大黃3g、黃連2g、黃芩2g，七劑，一日一劑，開水泡服。

2017年2月14日五診，患兒共服藥二十二劑，皮膚出血點全部消退，無新出血點再現，指紋淡紅正常，化驗血小板增至$271\times10^{9}g/L$，其母稱停藥後大便稍乾。予原方減量，大黃1g、黃連1g、黃芩1g，七劑，二日一劑，開水泡服，鞏固療效。

病例11　黃耆桂枝湯治療發熱案

趙某某，女，27歲，2016年4月14日初診。患者剖宮產後5天，發燒3天，住院醫師給予肌注阿尼利定、地塞米松體溫稍降即升，基本維持在39.5℃。

刻診：發熱，自汗出，無明顯惡風，飲食、二便如常，脈浮大。

腹診：腹軟如棉，皮膚濕冷，腹動亢進明顯。

【主症】發熱，汗出，脈浮，腹軟如棉，腹動亢進。

【診斷】表陰病。

【治則】益氣解肌。

【主方】黃耆桂枝湯。

黃耆15g，桂枝15g，白芍15g，生薑15g，炙甘草10g，大棗20g。

三劑，配方顆粒，一日一劑，開水沖服。服藥當日體溫即降至37.5℃，三劑盡而癒。

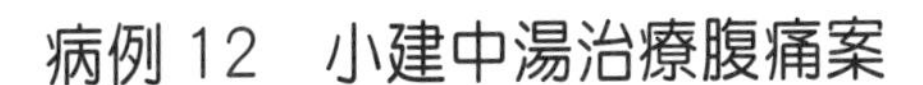

病例 12　小建中湯治療腹痛案

王某某，女，28 歲，2014 年 6 月 10 初診。急性痛苦面容，胃痛難忍。舌質淡，苔薄白，脈細弦。

腹診：腹主動脈從心下至臍部搏動亢進，有壓痛，左腹部有振水音。

【主症】腹痛，脈細弦，腹動亢進，振水音。

【診斷】裏寒證。

【治則】溫裏祛濕，散寒止痛。

【主方】小建中湯加茯苓、白朮。

桂枝 15g，白芍 30g，生薑 15g，炙甘草 12g，大棗 15g，茯苓 15g，白朮 15g。

三劑，配方顆粒，一日一劑再加紅糖開水沖服。

2014 年 6 月 13 日複診，言一劑痛止，仍飲食欠佳，大便稀，一日二次。繼以桂枝湯合四君子湯服三劑善後。

病例 13　桂枝人參湯治療腹瀉案

程某某，女，59 歲，2017 年 2 月 14 日初診。患者於半年前開始出現大便稀溏，一日 3 ～ 4 次，伴見腹中雷鳴，偶有腹痛，泛吐清水，飲食減少。舌質淡，苔水滑，脈沉細無力。

腹診：腹部平坦，腹動亢進，有壓痛。

【主症】腹痛，腹瀉，食少，脈沉細無力，腹動亢進。

【診斷】裏陰病。

【治則】溫裏散寒。

【主方】桂枝人參湯。

桂枝 15g，黨參 15g，乾薑 15g，蒼朮 15g，甘草 10g。

五劑，一日一劑，水煎服。

2 月 20 日二診，服藥後大便一日一次，腹中雷鳴及泛吐清水消失，上腹部有輕度不適，精神好轉，飲食增加，睡眠差。原方加龍骨、牡蠣各 20g，七劑而癒。

病例 14　烏梅丸驗案

張某某，男，77 歲，2018 年 2 月 23 日初診。患者於兩個月前開始每天晚上 12 點至 3 點左右出現口乾口黏，大便稀而不爽，2 ～ 3 天一次，飲食、二便正常，精神、睡眠尚可。舌質紅，苔黃膩，脈沉細。

【主症】厥陰病時口乾口黏，大便稀，舌質紅，苔黃膩。

【診斷】裏部併病。

【治則】清上溫下。

【主方】烏梅丸。

烏梅 20g，製附子 12g，細辛 3g，乾薑 6g，桂枝 9g，黃連 9g，當歸 10g，太子參 10g，黃柏 6g，川椒 6g。

一日一劑，水煎服。服十七劑後口乾口黏消失，大便正常。

按語：此患者病發厥陰病時（1 至 7 點），屬於標準厥陰病，故用烏梅丸有效。

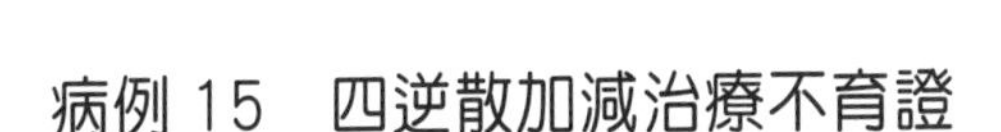

病例 15　四逆散加減治療不育證

郝某某，男，25 歲，2017 年 10 月 20 日初診。患者主因結婚兩年不育，檢查精子常規見其精子為正常形態者僅 40%。自覺精力不足、精神不振，飲食、二便如常。脈弦遲，脈搏 52 次／分，胸脅苦滿嚴重。

【主症】脈弦遲，胸脅苦滿。

【診斷】樞實證合樞寒證。

【治則】解鬱溫陽。

【主方】四逆散。

柴胡 25g，枳實 25g，白芍 35g，甘草 6g，製附子 8g，麻黃 10g，生薑 18g，山茱萸 15g，淫羊藿 10g，陳皮 20g。

服八十劑後脈搏達 75 次／分，化驗精子常規正常。

按語：此患者胸脅苦滿特別嚴重且脈遲而弦，故用上方有效。

病例 16　桂枝加茯苓白朮湯治療視乳頭炎

侯某某，女，55 歲，2017 年 12 月 15 日初診。患者因左眼視野內側出現一片模糊區域去某市級醫院檢查治療，確診為視乳頭炎。治療兩月效果不佳而來就診。現左眼視野內側仍有一片模糊，眼球微痛，精神不振，食慾不佳，心情愁苦，脈弦，腹動亢進，右中腹有水泛波，稍有胸脅苦滿。

【主症】脈弦，腹動亢進，水泛波。

【治則】溫裏祛濕。

【主方】桂枝加茯苓白朮湯。

桂枝 10g，白朮 15g，蒼朮 15g，茯苓 15g，乾薑 12g，薏苡仁 20g，黃耆 12g，柴胡 5g，牡蠣 20g，葛根 20g，防風 10g，生王不留行 15g。

服六劑有效，服六十劑痊癒。

按語：此為裏陰病，水液代謝失調，裏部及組織間水液瀦留，視乳頭水腫，故用上方有效。

病例 17　桂枝新加湯治療慢性胃炎

劉某某，女，82 歲，2017 年 11 月 15 日初診。該患者患慢性胃炎數十年，現進食很少，僅能少喝一點小米稀飯，稍多則胃脹難耐，經常感冒，骨瘦如柴，腰弓。脈弦細、澀、遲，脈搏 58 次／分，惡寒，腹動亢進。

【主症】脈弦細、澀、遲，腹動亢進。

【診斷】樞陰病合裏陰病。

【治則】溫補樞、裏兩部虛寒。

【主方】桂枝新加湯。

桂枝 20g，白芍 25g，生薑 25g，紅參 15g，甘草 6g，附子顆粒 12g，製附子 6g，葛根 30g，防風 18g。

服六劑稍有好轉，隨著繼續服藥，飲食漸增，之後患者兩劑藥服三天。服兩個月後脈搏增至 72 次／分，飲食進一步好轉，體重增加，且很少感冒。

按語：桂枝新加湯可治脈沉遲，再加附子其效更好。患者素有頸椎、腰椎病，經常背困、頭暈故加葛根、防風，其症狀也好轉。

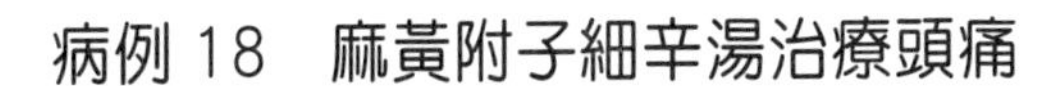

病例 18　麻黃附子細辛湯治療頭痛

王某某，男，51 歲，2014 年 12 月 20 日初診。患者於昨日下午出現頭痛伴見鼻塞、流清涕，無汗，背惡寒明顯，持續至今未見緩解故來就診。脈沉細無力，舌質淡，苔薄白。

腹診：腹動亢進。

【主症】頭痛，無汗，背惡寒，脈沉細無力，腹動亢進。

【診斷】表實證合樞寒證。

【治則】溫陽解表。

【主方】麻黃附子細辛湯。

麻黃 12g，附子 12g，細辛 6g，辛夷 12g。

三劑，一日一劑，早晚開水沖服。

2014 年 12 月 23 日複診，感冒已癒，改用桂枝調胃湯調理腸胃。

按：《傷寒論》301 條「少陰病，始得之，反發熱，脈沉者，麻黃附子細辛湯主之」，條文開頭言少陰病，當為少陰病時發熱的疾病，但臨床上不一定都有發熱。「始得之」，是說明病程較短，從「反發熱，脈沉者」看，即使發熱，脈卻不浮而沉，所以脈沉應該是關鍵，頭痛、鼻塞、流清涕、無汗為表實證表現，背惡寒明顯則為樞寒證的代表證，故予麻黃附子細辛湯三劑而癒。

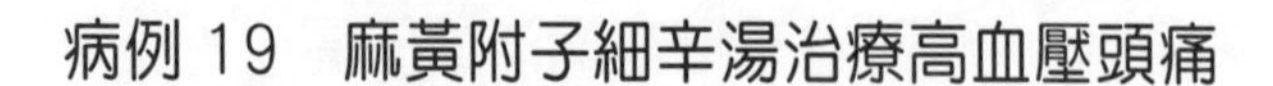

病例 19　麻黃附子細辛湯治療高血壓頭痛

康某某，男，48 歲，2017 年 6 月 6 日初診。患者平日血壓較高，服西藥降壓藥血壓可維持正常，近日血壓 160 / 95mmHg，服西藥不降，頭痛。

6 日晚頭痛欲裂，甚至欲以頭撞牆，做 CT 檢查無異常，於晚 10 點來門診治療。

時患者面色黧黑，惡寒，劇烈頭痛，無汗，脈沉緊。先以三棱針點刺下承漿，針刺深度深達 3mm 而不出血，用力擠後才稍有出血，又對風府穴針刺，症狀稍有緩解。

【主症】惡寒，無汗，頭痛，脈浮緊。

【診斷】表實合表寒證。

【治則】溫陽解表。

【主方】麻黃附子細辛湯。

麻黃 15g，附子顆粒 12g，細辛 6g，甘草 10g，葛根 40g，白芷 15g，製附子 4g。

服一劑痛減大半，服兩劑頭痛癒，頸部仍不適，又給下方：麻黃 15g、附子顆粒 12g、細辛 6g、甘草 10g、葛根 50g、白芷 15g、製附子 4g，服五劑，面色轉潤，血壓正常而痊癒。

按語：此表寒表實較重，表部痙攣特別嚴重，表部氣血循環嚴重不良，故三棱針刺 3mm 而不出血，因此血壓不降。治療需加大溫陽解

表力度，故用附子 16g、麻黃 15g 有效。

病例 20　麻黃升麻湯驗案

許某某，女，66 歲，2018 年 4 月 16 日初診。患慢性阻塞性肺病 3 年。

現症見：晚上 1 至 2 點早醒、煩躁、難以再入睡，3 至 4 點開始咳嗽，吐黃痰，口乾，食少納呆，大便時乾時稀，腹動亢進，腹肌痙攣明顯。舌質淡嫩，苔薄黃，脈澀、寸溢、沉細無力。

【主症】3 至 4 點（厥陰病時）咳嗽，吐黃痰，食少納呆，大便時乾時稀，腹動亢進，腹肌痙攣明顯。舌質淡嫩，苔薄黃。

【診斷】樞部併病。

【治則】清上溫下，潤肺止咳。

【處方】麻黃升麻湯。

麻黃 10g，升麻 9g，黃芩 9g，茯苓 20g，桂枝 15g，白朮 20g，乾薑 10g，炙甘草 10，當歸 15g，白芍 15g，天冬 15g，玉竹 15g，天花粉 15g，知母 10g。

四劑，一日一劑，水煎服。

2017 年 4 月 25 日二診，服藥後晚上 1 至 2 點醒後還能入睡，咳嗽明顯好轉，仍有口乾。原方加烏梅 15g，繼服五劑。

2018 年 5 月 2 日三診，晚上諸症消失，能正常睡眠，飲食增加，大便成形，一日一次。原方繼服五劑鞏固療效。

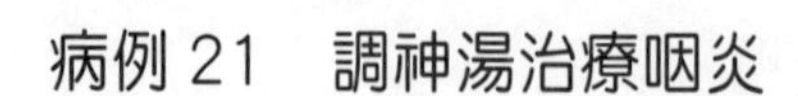

病例 21　調神湯治療咽炎

楊某某，女，26 歲，2015 年 1 月 7 日初診。主因咽部不適、咳嗽、痰黏不利半年餘，加重一週伴鼻塞不通、咽痛，由其母代為開藥。處以半夏 15g，厚朴 15g，茯苓 15g，蘇葉 15g，桔梗 15g，瓜蔞 30g，甘草 10g，生薑 15g，辛夷 20g，三劑。

1 月 11 日複診，服藥後，鼻塞不通減輕，但咽部症狀無明顯改善，仍有咽喉不利，咳嗽痰少而黏，餘無明顯不適。查咽喉部明顯充血。舌質紅，苔薄黃，脈浮弦，雙側上魚際脈明顯。

腹診：胸脅苦滿。

【主症】胸脅苦滿，上魚際脈。

【診斷】慢性表陽病。

【治則】協調上下，利咽通竅。

【主方】調神湯原方加桔梗 15g、辛夷 20g。

四劑，一日一劑，水煎服。

2015 年 1 月 11 日二診，服藥後其症狀明顯改善，僅感咽喉部微癢。查咽喉部充血明顯改善，雙側上魚際脈明顯變小。予原方加蟬蛻 10g 繼服四劑而癒。

按語：以調神湯治療的慢性咽炎，此為首例。病人除有咽喉部之不適之外，未見其他明顯不適，而且自己曾服用利咽解毒顆粒、慢咽舒寧均無效。考慮其初任教師，工作緊張，雖無其他焦慮、失眠之症，而脈弦與明顯上魚際脈的出現，反映上熱下寒、氣血逆亢等慢性表陽病的病理

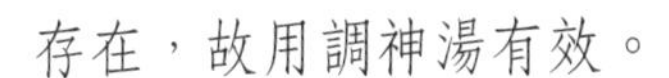
存在，故用調神湯有效。

病例 22　調胃湯、調神湯治療咽炎

丁某某，女，48 歲，2015 年 3 月 2 日就診。患者自述患慢性咽炎、鼻炎多年，咽喉不利，如有痰阻喉間，吐之不出，咽之不下，伴鼻塞不通，說話多則有聲音嘶啞、咽喉疼痛，飲食、二便如常。查舌質暗，苔薄黃，咽喉部有充血，脈聚關，雙側上魚際明顯。

腹診：胸脅苦滿，右下腹壓痛。

【主症】胸脅苦滿，脈關聚，雙側上魚際，舌質暗，少腹急結。

【診斷】慢性表陽、裏陽合病。

【治則】理氣解鬱，利咽通竅。

【主方】調神湯合調胃湯。

生石膏 30g，牡蠣 20g，桂枝 12g，大黃 12g，車前子 20g，陳皮 20g，白芍 20g，柴胡 10g，黃芩 10g，蘇子 20g，川椒 12g，黨參 20g，甘草 12g，桃仁 20g，桔梗 10g，辛夷 15g，蒼耳子 10g，大棗 2 枚。

按語：雙側上魚際說明氣血偏走於上而上熱，故咽喉部充血，此為慢性咽炎之病機所在。舌質暗，右下腹壓痛（少腹急結）是桃核承氣湯的適應證，故加之。

病例 23　桂枝調心湯治療眩暈

郭某某，女，55 歲，2014 年 10 月 10 日初診。患者於 10 天前突然出現頭暈，經西醫核磁等多項檢查未發現異常，但輸液（藥物不詳）未能緩解，患者頭暈伴頸項部強硬，搖頭及活動時頸部則頭暈加重，所以行動緩慢，餘無明顯不適，飲食、二便如常。舌質淡暗，苔薄白，脈澀。

腹診：腹部平坦，腹主動脈搏動亢進。

【主症】澀脈，腹動亢進，頸項強硬。

【診斷】慢性樞陰病合表寒證。

【治則】溫調樞部，祛風解肌。

【主方】桂枝調心湯加葛根。

百合 20g，烏藥 10g，丹參 20g，鬱金 10g，瓜蔞 20g，牡蠣 20g，麥冬 10g，五味子 10g，桂枝 15，白芍 15g，生薑 15g，炙甘草 10g，黨參 20g，葛根 50g，大棗 3 枚。

三劑，一日一劑，水煎 600mL 分早、中、晚三次空腹溫服，忌食生冷、辛辣、油膩。

2014 年 10 月 13 日二診，頭暈明顯好轉，已能正常行走，僅感大便稍乾。繼以原方加大黃 7g，四劑。

2014 年 10 月 18 日三診，頭暈已痊癒，僅感頸項部及背部酸困。繼以原方加羌活 10g、防風 10g，四劑。

按語：方中加葛根即為桂枝加葛根湯，《傷寒論》14 條：「太陽病，項背強几几，反汗出惡風者，桂枝加葛根湯主之。」故重用葛根緩解頸部肌肉的痙攣。

病例 24　桂枝調心湯治療咳嗽

王某某，女，24 歲，2015 年 6 月 11 日初診。患者於半月前著涼後出現咳嗽、痰少而稀，西醫診斷為支氣管肺炎，靜脈滴注抗生素十餘日未見明顯效果。

刻診：咳嗽，痰少清稀而鹹，伴鼻塞不通，無惡寒，飲食欠佳。舌質淡，苔薄白，脈浮數（心率96次／分）。

腹診：腹部平坦，腹動亢進，右上腹部可觸及水泛波。

【主症】脈浮數（心率96次／分），腹動亢進，水泛波。

【診斷】慢性樞陰病合裏虛證。

【治則】溫調樞部，祛濕化痰。

【主方】桂枝調心湯合四君子湯。

百合20g，烏藥10g，丹參20g，鬱金10g，瓜蔞20g，牡蠣20g，五味子10g，桂枝10g，葛根20g，乾薑6g，甘草6g，黨參20g，茯苓15g，白朮15g，半夏10g，辛夷18g，大棗2枚。

四劑，一日一劑，水煎服。

2015年6月16日二診，服藥後咳嗽明顯減輕，食慾增加，稀痰較多，鼻塞不通已除，舌、脈、腹診同前，心率為90次／分。以原方去辛夷加化橘紅10g，繼服五劑。

2015年6月24日三診，自述服完上五劑藥後咳嗽已痊癒，但近日因生氣後乳房脹痛，月經延遲未至，故予桂枝調心湯加柴胡、王不留行。

按語：①本病案，初因著涼後咳嗽，如用小青龍湯，也許一兩劑就可癒，輸液以寒治寒而遷延未癒，咳嗽日久，肺動脈壓升高使心肌疲乏，心率增快，功能降低，進而又使肺靜脈回流不暢，肺部處於瘀血、水腫狀態，用桂枝調心湯能改善肺循環而使肺部炎症吸收故而咳嗽自癒。

②心率 96 次／分提示心功能的減弱；腹部水泛波說明裏部虛寒，吸水功能減弱，故加茯苓、白朮，痰多清稀加半夏。

病例 25　柴桂薑調心湯治療肝硬化脾腫大

王某某，女，72 歲，2013 年 7 月 5 日初診。2013 年 5 月因輕微腦梗塞在晉中市某醫院住院，查血小板 41.4×10^9g/L，腹部彩超顯示脾腫大，脾厚 4.4cm，長徑 14.5cm，肋下 4.0cm。隨後入住山西某醫院診斷為原發性膽汁性肝硬化、脾腫大。

現症：患者自覺心悸、疲乏無力、形體消瘦、口乾口苦。舌質淡，苔薄白，脈澀。血小板 36.4×10^9g/L，腹部超音波顯示：肝硬化；脾腫大，脾厚 4.0cm，長徑 13.5 cm，肋下 3.8cm。

腹診：胸脅苦滿，腹動亢進，上腹部皮膚冰冷。

【主症】澀脈，胸脅苦滿，腹動亢進。

【診斷】慢性樞部併病。

【治則】協調樞部。

【主方】柴桂薑調心湯。

百合 20g，烏藥 10g，丹參 30g，鬱金 10g，瓜蔞 20 g，牡蠣 20g，五味子 10g，柴胡 20g，桂枝 15g，乾薑 10 g，黃芩 15g，天花粉 20g，黨參 20g，甘草 10g。

十五劑，一日一劑，水煎服。

2013年7月20日二診，複查血小板 $83\times10^9g/L$。原方加重丹參量至50g。十劑，一日一劑，水煎服。

2013年8月1日三診，複查腹部彩超（彩色都卜勒超聲的簡稱）顯示脾回縮，血小板 $98\times10^9g/L$。原方丹參量加至80g。二十劑，一日一劑，水煎服。

2013年8月21日四診，複查血小板正常，腹部彩超顯示：輕度肝硬化、脾腫大消失，故停藥。

按語：西醫診斷明確，但治療效果不佳或可以稱為無效，用三部六病學說的思維方法，方證對應，效不更方，即定證、定方、定療程可治癒。

病例26　桂枝調心湯、攻堅湯治療卵巢囊腫

劉某某，女，48歲，2008年8月就診。體檢時發現右側卵巢囊腫，大小為11.2cm×8cm，餘無不適。患者體形消瘦。舌質淡，苔薄紅，脈澀。

腹診：腹動亢進，壓痛。細追問平時偶有頭暈、心悸等不適，飲食喜熱惡冷。

【主症】澀脈，腹動亢進。

【診斷】慢性樞陰病。

【治則】溫調樞部，祛瘀消腫。

【主方】桂枝調心湯合攻堅湯。

烏藥10g，丹參20g，鬱金10g，瓜蔞20g，牡蠣20g，五味子10g，桂枝15g，白芍15g，川椒7g，黨參20g，炙甘草7g，蘇子20g，夏枯草20g，王不留行80g，大棗2枚。

服藥二十餘劑後超音波顯示囊腫消失。

病例 27　調胃湯、攻堅湯治療卵巢囊腫

張某某，女，28 歲，2008 年 10 月就診。主因腹痛在晉中市某醫院做超音波，顯示：左側卵巢囊腫 10.2cm×7.8cm，西醫建議手術治療，患者因懼怕手術而想用中醫治療。舌質紅，苔黃膩，脈弦，左關偏大。

腹診：全腹膨隆，胸脅苦滿嚴重，飲食欠佳，大便不暢，二日一次。

【主症】聚關脈（脈弦，左關偏大），胸脅苦滿。

【診斷】慢性裏陽病。

【治則】理氣解鬱，祛瘀消腫。

【主方】調胃湯合攻堅湯原方。

陳皮 30g，白芍 30g，大黃 10g，柴胡 15g，黃芩 15g，蘇子 30g，川椒 10g，黨參 30g，炙甘草 10g，牡蠣 30g，夏枯草 30g，王不留行 100g，大棗 2 枚。

二十劑後超音波顯示囊腫消失。為防止復發，病人主動要求服藥，又服十餘劑善後。

病例 28　桂枝調心湯治療萎縮性胃炎

杜某某，女，68 歲，2008 年 9 月就診。胃脘隱痛兩月，加重一週，在晉中市某醫院做胃鏡，診斷為「萎縮性胃炎」，服用「胃復春」十餘天未見明顯效果。

現症見：胃脘隱痛，喜溫喜按，偶感心悸、頭暈，飲食欠佳，二便如常。

腹診：腹動亢進，壓痛明顯。舌質淡紫，苔薄白，脈澀。

【主症】澀脈，腹動亢進。

【診斷】慢性樞陰病。

【治則】溫調樞部，祛瘀止痛。

【主方】桂枝調心湯原方加五靈脂。

百合 20g，烏藥 10g，丹參 20g，鬱金 10g，瓜蔞 20g，牡蠣 20g，五味子 10g，桂枝 15g，白芍 15g，川椒 7g，黨參 20g，甘草 10g，五靈脂 30g，大棗 3 枚。

一日一劑，水煎服。治療約三個月後，疼痛未復發，並經胃鏡檢查為慢性淺表性胃炎。

病例 29　桂枝調胃湯治療腹痛

陳某某，男，20 歲，2015 年 5 月 18 日初診。腹痛反覆發作十餘天，大便不暢，經西醫抗生素治療無效，腹診時，腹動亢進，左右髂動脈搏動也明顯亢進，臍周壓痛明顯，脈弦大。

【主症】腹動亢進，脈弦大。

【診斷】慢性裏陰病。

【治則】溫裏、散寒、止痛。

【主方】桂枝調胃湯。

陳皮 30g，白芍 30g，大黃 10g，桂枝 15g，川椒 10g，黨參 30g，炙甘草 10g，大棗 2 枚。

一日一劑，水煎兩次再加一勺蜂蜜，分三次服。服藥三劑腹痛基本緩解，繼服三劑而癒。

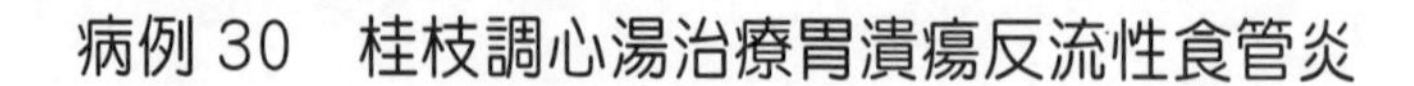

病例 30　桂枝調心湯治療胃潰瘍反流性食管炎

程某某，男，59 歲，2013 年 1 月 25 日初診。患者近一年來胃脘隱痛，時發時止，一週前在晉中市某醫院做胃鏡檢查診斷為：胃多發潰瘍；反流性食管炎。服用西藥無效故來就診，現症見：胃脘隱痛，時發時止，喜溫喜按，食道有燒灼感，伴泛酸、燒心、心悸、神疲乏力、食慾不振、形體消瘦，大便溏稀，一日一次。舌質淡，舌體胖大，苔薄白，脈沉細無力而澀。

腹診：腹部平坦，腹動亢進，壓痛明顯，上腹部可觸及水泛波。

【主症】澀脈，腹動亢進，腹痛，腹瀉，食少，水泛波。

【診斷】慢性樞陰病合裏陰病。

【治則】溫調樞部，利濕逐瘀。

【主方】桂枝調心胃湯。

百合 30g，烏藥 15g，丹參 30g，鬱金 15g，瓜蔞 30g，牡蠣 30g，陳皮 30g，白芍 30g，桂枝 15g，川椒 10g，黨參 30g，炙甘草 10g，麥冬 15，五味子 15，茯苓 30g，白朮 30g，黃連 6g，吳茱萸 6g，神麴 20g，五靈脂 20g，敗醬草 15g，大棗 2 枚。

一日一劑，水煎服。服藥七劑後諸症明顯減輕，食慾增加，原方繼服十劑後食道燒灼感及泛酸、燒心消失，繼以原方去黃連、吳茱萸。服藥兩個月後諸症消失，後予復健散一料而痊癒。

病例 31　柴桂薑調心湯治療咽炎

溫某某，女，23 歲，2013 年 1 月 13 日初診。自覺咽喉不利、痰黏不爽三月餘，偶有咽痛，伴口苦、口渴，大便稀，一日一次，餘無不適。

腹診：胸脅苦滿，腹動亢進，上腹部皮膚冰冷。舌質紅，苔薄黃，脈澀。

【主症】胸脅苦滿，腹動亢進，澀脈。

【診斷】慢性樞部併病。

【治則】協調樞部，解肌利咽。

【主方】柴桂薑調心湯。

百合 30g，烏藥 15g，丹參 30g，鬱金 15g，瓜蔞 30g，牡蠣 30g，麥冬 15g，五味子 15g，柴胡 20g，桂枝 15g，乾薑 10g，黃芩 15g，天花粉 30g，黨參 30g，甘草 10g，葛根 30g，浙貝母 15g。

一日一劑，水煎服。服用十五劑而癒。

病例 32　桂枝調心湯合解肌湯治療成人斯蒂爾病

趙某某，男，18 歲，2014 年 8 月 12 日初診。主因發熱伴見全身多關節疼痛於 2014 年 8 月 4 日至 8 月 12 日在山西某醫院住院確診為成人斯蒂爾病。

出院情況：依託考昔片每日 120mg 維持，心率 90 次／分，頜下及腹股溝淋巴結腫大，肝脾輕度腫大，體溫基本正常，白細胞計數 26.7×10^9g/L，血沉 50mm。出院當日來我院就診，患者自覺心悸、疲乏無力，雙側腕關節腫痛，飲食欠佳，二便如常。

腹診：胸脅苦滿與腹動亢進同時存在。脈浮數。

【主症】胸脅苦滿，腹動亢進，脈浮數（脈搏 90 次／分）。

【診斷】慢性樞部併病。

【治則】協調樞部，發汗解肌。

【主方】柴桂調心湯加葛根。

百合 20g，烏藥 10g，丹參 20g，鬱金 10g，瓜蔞 20g，牡蠣 20g，麥冬 10g，五味子 10g，柴胡 20g，黃芩 10g，半夏 15g，桂枝 15g，白芍 15g，生薑 15g，炙甘草 15g，人參 10g，葛根 60g。

四劑，一日一劑，水煎服。因當天晚上再次出現發燒，體溫達 38℃以上，四劑藥後仍發燒而轉診其他大夫，至 8 月 30 日上午再次找我，情況與前基本相同，體溫每於晚上 8 點以後升高，最高可達 39℃，服用撲熱息痛可以降至正常。查：脈浮大無力而數，心率 100 次／分（體溫不高）。

腹診：胸脅苦滿已除，腹動亢進明顯，雙側腹直肌僵硬，脈雖然無明顯「三不等」，但心率在體溫不高時仍為 100 次／分，已經說明心功能減弱。

【主症】脈浮大無力而數，心率 100 次／分，腹動亢進。

【診斷】慢性樞陰病。

【治則】溫調樞部，發汗解肌。

【主方】桂枝調心湯合解肌湯且重用葛根。

百合 20g，烏藥 10g，丹參 20g，鬱金 10g，瓜蔞 20g，牡蠣 20g，麥冬 10g，五味子 10g，桂枝 15，白芍 15g，生薑 15g，炙甘草 15，人參 10g，葛根 60g，金銀花 20g，絲瓜絡 10g，車前子 20g，黃耆 20g，大棗 3 枚。

三劑，一日一劑，水煎服。本患者心率雖然達 100 次／分，但雙側腹直肌僵硬且無明顯胸滿故仍用白芍。

2014 年 9 月 5 日複診，自覺精神好轉，心率為 80 次／分，仍於每晚 10 點體溫升高但低於 38℃，白細胞計數為 16.7×10^9g/L，腹診時右上腹部可觸及水泛波。故上方加茯苓 15g、白朮 15g，並將葛根加至 80g，以此方共堅持服用三十三劑而癒。檢查白細胞、血沉均達正常，超音波提示肝脾腫大消失。

病例 33　調心胃攻堅湯治療肺癌

李某某，男，74 歲，2014 年 4 月 5 日初診。因發熱、頭暈、咳嗽、疲乏無力由人攙扶就診，收住我院，住院確診為右肺癌伴胸腔積液，經對症處理後發熱退，主治大夫建議進行化療，但家屬決定放棄化療改用中藥治療，4 月下旬出院後開始服中藥。

刻診：胸悶，胸痛，氣短，夜間不能平臥，咳嗽，咳痰，頭暈，心悸，腹脹，大便不爽，食少神疲，脈澀且數（脈搏 90 次／分），雙側聚關脈。

腹診：胸脅苦滿。

【主症】澀脈，聚關脈，胸脅苦滿。

【診斷】慢性樞陽、裏陽合病。

【治則】協調樞部，解鬱散結，清理血液。

【主方】調心胃攻堅湯加葶藶子15g、白花蛇舌草30g、半枝蓮15g、金銀花20g、絲瓜絡10g、車前子20g，並用芫花30g加大棗30枚同煮至水乾淨後去掉芫花留大棗，每日吃大棗5枚，守方堅持服藥七十餘劑症狀明顯緩解，複查胸片見胸腔積液消失，原方去葶藶子、金銀花、絲瓜絡、車前子，停用芫花煮大棗，仍以原方加減服用至2015年4月底病情穩定。後患者死於腦梗塞，未再出現胸痛，胸水未復發。

按語：對於腫瘤的治療，以四脈為核心，結合腹診選用協調方加用清理血液的藥物金銀花、白花蛇舌草、半枝蓮、白英、冬凌草等均可收到很好的療效。

病例34　調胃攻堅湯治療前列腺癌

許某某，男，70歲，2017年3月7日初診。患者於2017年2月27日至3月16日主因排尿困難、無力，尿線變細，在晉中市某醫院住院診斷為：前列腺癌。MRI診斷：前列腺癌（病變大小約8.1cm×7.3cm×8.3cm），膀胱及雙側精囊腺受累，伴多發骨轉移，盆腔內多發腫大淋巴結。住院期間自覺症狀未緩解，來我院就診。

現症：大便不通，一週左右一次，排出困難伴腹脹腹痛，小便點滴，淋漓不利。

腹診：胸脅苦滿很嚴重。舌質紅，苔黃膩，雙側聚關脈明顯如豆狀而堅硬。

【主症】聚關脈，胸脅苦滿。

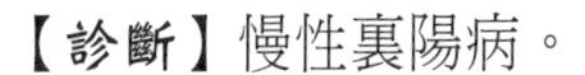
【診斷】慢性裏陽病。

【治則】理氣解鬱，軟堅散結。

【主方】調胃攻堅湯加減。

陳皮20g，白芍30g，大黃7g，柴胡20g，黃芩10g，蘇子20g，川椒7g，黨參20g，炙甘草6g，夏枯草20g，牡蠣20g，王不留行80g，金銀花15g，絲瓜絡20g，車前子20g。

七劑，一日一劑，水煎服。

2017年3月10日二診，服藥後症狀有明顯改善。原方加白芍30g、柴胡10g、王不留行20g、萊菔子30g、白花蛇舌草30g。七劑，一日一劑，水煎服。

2017年3月16日三診，服藥後症狀明顯改善。以二診方略做加減共服七十二劑。大小便正常，胸脅苦滿程度減輕，聚關脈變小而不堅硬。

2017年7月17日超音波：前列腺增生伴結石（前列腺大小為3.5cm×4.7cm×4.0cm，形態不規則，回聲不均勻，內可見散在強回聲斑）。囑其繼續堅持服藥。

2017年7月31日至12月14日間仍以二診方稍做加減間斷服藥五十餘劑。聚關脈基本消失，患者無明顯不適。2018年4月2日電話回訪患者自覺良好，無明顯不適感。

病例35　調心肝湯治療轉氨酶增高

周某某，男，46歲。2017年3月18日初診。患者平素喜飲酒，每日飲酒量在500mL左右。近日自覺周身乏力、食少納呆、心慌、失眠，故來就診。其面色萎黃，大便正常，心率 100 次／分。

腹診：胸脅苦滿。舌質紅，苔薄黃，澀脈、聚關脈。

腹部彩超示：脂肪肝。肝功示：谷草轉氨酶（ALT）：115U/L；γ－谷氨醯基轉移酶（γ－GT）：963U/L；總膽紅素（T-Bil-V）：28.0umol/L；直接膽紅素（D-Bil-V）：15.8umol/L。

【主症】澀脈，聚關脈，胸脅苦滿。

【診斷】慢性樞陽、裏陽合病。

【治則】理氣解鬱，協調樞部。

【主方】調心肝湯。

百合 20g，烏藥 10g，丹參 20g，鬱金 10g，瓜蔞 20g，牡蠣 30g，五味子 10g，柴胡 10g，黃芩 10g，蘇子 20，川椒 7g，黨參 20g，炙甘草 7g，龍骨 30g，茵陳 30g，梔子 10g，車前子 20g，陳皮 20g，白芍 20g，大黃 3g。

每日一劑，水煎服。

2017 年 7 月 1 日二診，原方稍做加減共服八十六劑。

2017 年 9 月 20 日三診，心率 80 次／分，查肝功指標均已正常，血脂示：甘油三酯（TG）：2.22mmol/L，極低密度脂蛋白（VLDL）：1.01mmol/L。原方去梔子，加生山楂 20g、炒決明子 20g。十四劑，每日一劑，鞏固療效。

病例 36　桂枝調心湯合疏肌散治療腰椎間盤突出症

武某某，女，73 歲，2017 年 1 月 12 日初診。腰痛伴右下肢麻木半月餘，患者一年前經 CT 診斷為腰椎間盤突出，近半月來腰部疼痛難忍，行走困難，伴右下肢麻木、飲食欠佳，大便不爽，3 ～ 4 天一次。舌質淡紅，苔薄白，脈澀。

腹診：腹動亢進明顯，有壓痛。

【主症】腰痛，澀脈，腹動亢進。

【診斷】樞陰病合表寒證。

【治則】溫調樞部，解肌止痛。

【主方】桂枝調心湯合疏肌散。

百合 20g，烏藥 10g，丹參 20g，鬱金 10g，瓜蔞 20 g，牡蠣 20g，五味子 10g，桂枝 15g，白芍 15g，生薑 15g，黨參 20g，炙甘草 7g，葛根 50g，獨活 10g，防風 15g，製附子 12g，大棗 3 枚。

五劑，一日一劑，水煎服。

2 月 3 日二診，患者稱五劑藥服完不僅腰痛痊癒而且精神明顯好轉，因春節勞累，近日又感體力不支故想繼用中藥調理，脈證同前。仍予原方七劑。

2 月 18 日其子代為開藥，稱其母近日無明顯不適，僅感飲食消化稍差，大便一日一次。原方加茯苓 15g、白朮 15g、焦三仙各 15g，葛根改為 30g。七劑，一日一劑，水煎服。

病例 37　桂枝調神湯治療小兒夜啼

劉某某，男，1 歲，2018 年 2 月 25 日初診。該患兒每晚 1 至 2 點必然哭鬧 1 小時，而後入睡，無其他不適，腹診有腹動亢進。

【主症】腹動亢進。

【診斷】慢性表陰病。

【治則】協調內外上下。

【主方】桂枝調神湯。

桂枝6g，白芍6g，川椒4g，太子參6g，牡蠣8g，鉤藤5g，甘草4g，陳皮6g，大黃3g，玉竹8g。

上方囑其兩天服一劑，每日三次，共服三劑而癒。

按語：此患兒以裏寒為主而上部偏熱，每到1至2點時，自然界陰極而陽轉，此時患兒裏部寒極，格陽於上，正值自然界陽轉，故大腦興奮而哭鬧，此方溫裏而潛陽，故有效。

病例38　桂枝加龍骨牡蠣湯治療過敏性哮喘

劉某某，男，29歲，2007年8月30日初診。患者患過敏性哮喘兩年餘，對任何煙味都過敏。發作時喘不得息，發作過後如常人。腹動亢進，脈弦，聚關脈，脈搏85次／分。

【主症】腹動亢進，脈弦，聚關脈。

【診斷】裏陰病（牽連表寒證而喘）。

【治則】溫裏。

【主方】桂枝加龍骨牡蠣湯。

桂枝15g，白芍25g，乾薑10g，甘草12g，龍骨40g，牡蠣20g，麻黃5g。

上方服四劑病情大有好轉，脈搏為75次／分，原方白芍加到30g，繼服五劑而癒。

按語：此乃桂枝劑證，重用白芍以緩解氣管痙攣，龍骨、牡蠣有抗過敏作用。

病例 39　理血逐瘀湯治療闌尾炎

趙某某，女，80歲，2018年1月13日初診。患者因右下腹疼痛去醫院檢查診斷為闌尾炎，建議手術治療，因年齡大懼怕手術而來門診求治。

現症：身體狀況一般，右下腹疼痛，壓痛、反跳痛明顯，腹動亢進，胸脅苦滿，大便二日未行。脈弦。

【主症】腹動亢進，胸脅苦滿，少腹急結。

【診斷】樞實證。

【治則】理血逐瘀。

【主方】理血逐瘀湯。

柴胡15g，金銀花15g，陳皮15g，大黃8g，牡丹皮20g，桃仁20g，桂枝10g，生王不留行20g，白芍20g，甘草6g。

服兩劑腹痛大有好轉，繼服三劑痊癒。

按語：臨床上治療用藥以中醫診斷為主，但必須參考西醫診斷，否則容易貽誤病機。

病例 40　桂枝調心腎湯治療系膜增生性IgA腎病

段某某，女，26歲，2016年3月26日初診。患者於2015年9月11日至11月2日在某醫院住院治療，主要診斷：慢性腎臟病5期（病理診斷：系膜增生性IgA腎病伴缺血性腎損傷）；腎性高血壓；腎性貧血；閉經。每週兩次規律性血液透析治療，出院後一直堅持未中斷。現症：全身稍浮腫，雙下肢較重，每週透析兩次，肌酐仍在600umol/L以上，血紅蛋白89g/L，血壓150/110mmHg，神疲乏力，噁心，腹動亢進。脈澀，脈搏100次／分。

【主症】脈澀、數，腹動亢進。

【診斷】慢性樞陰病。

【治則】協調整體。

【主方】桂枝調心湯合桂枝調腎湯。

百合20g，烏藥7g，丹參20g，鬱金10g，瓜蔞20g，牡蠣20g，五味子10g，桂枝15g，白芍15g，川椒7g，黨參20g，紅參8g，陳皮15g，黃耆30g，大黃6g，玉竹15g，益母草15g，當歸10g，大棗3枚。

上方一日一劑，水煎服。至2016年4月28日共服30劑，化驗肌酐降至317umol/L，停止透析。脈澀，脈搏66次／分，腹診出現胸脅苦滿、少腹急結，仍有腹動亢進，故改用調心湯合調腎湯再合桃核承氣湯。

百合20g，烏藥7g，丹參20g，鬱金10g，瓜蔞20g，牡蠣20g，五味子10g，柴胡10g，黃芩10g，蘇子20g，川椒7g，黨參20g，紅參8g，陳皮15g，黃耆30g，大黃6g，白芍15g，益母草15g，當歸12g，桃仁15g，芒硝6g，熟地黃15g，車前子（布包）20g，桂枝15g，大棗3枚。

每日一劑，水煎服。服至2016年5月25日，肌酐降至233.5umol/L，血紅蛋白升到110g/L，月經來潮，胸

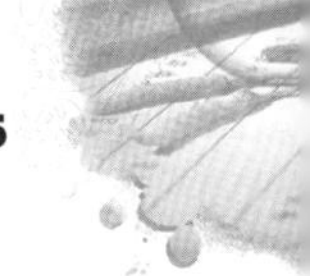

脅苦滿消失，腹動亢進仍存在，又改用桂枝調心湯合桂枝調腎湯再合桃核承氣湯。

百合20g，烏藥7g，丹參20g，鬱金10g，瓜蔞20g，牡蠣20g，五味子10g，桂枝15g，川椒7g，黨參20g，紅參8g，陳皮15g，黃耆50g，大黃8g，白芍15g，益母草15g，當歸12g，桃仁18g，金銀花15g，絲瓜絡10g，芒硝4g，熟地黃15g，車前子（布包）20g，柴胡8g，大棗3枚。

每日一劑，水煎服。服至2017年12月基本痊癒，現已結婚。婚後又服上方一段時間後停藥。

按語：本病案根據診斷，桂枝調心湯與調心湯交替使用，後又合桃核承氣湯，改善腹腔、盆腔血液循環，改善腎供血，使腎臟修復，同時加強排泄肌酐的力度，故取得了較好的療效。

病例41　協調方與糾偏方交替使用治療中樞神經脫髓鞘病

苗某某，女，59歲，2013年5月20日初診。患者在山西省某醫院診斷為中樞神經脫髓鞘病而住院治療。治療半年稍有好轉又去北京治療兩月，效果一般故來門診求治。

現症：下體麻木已到臍上中脘處，雙下肢麻木非常嚴重且特別怕冷，摸之皮膚如冰，雙足痛甚。全身惡寒很重（來門診看病總是坐在車內，並用棉被緊裹雙下肢及腰部，不敢下車，故只能在車上診斷）。大小便不利，尤其大便不通，需用開塞露，小便需導尿。血壓 160 / 100mmHg，空腹血糖 11mmol / L，自汗嚴重，失眠，納差，腹診腹部如板硬、壓痛。脈澀、弦、聚關、上魚際。

【主症】脈澀、弦、聚關，惡寒，腹部板硬。

【診斷】慢性樞部併病，急性三陰合病。

【治則】解鬱強樞，溫通三陰。

【主方】柴桂調心湯合當歸四逆湯再合四逆湯。

百合 20g，烏藥 7g，丹參 20g，鬱金 10g，瓜蔞 20g，牡蠣 20g，五味子 10g，柴胡 10g，黃芩 10g，蘇子 20g，川椒 7g，黨參 20g，甘草 15g，桂枝 20g，白芍 15g，製附子 10g，防風 18g，葛根 40g，陳皮 15g，桑枝 20g，澤瀉 20g，僵蠶 15g，天花粉 20g，當歸 15g，通草 8g，細辛 6g，黃耆 40g。

每日一劑，水煎服。服 40 劑，病情有所好轉，大小便通利，惡寒稍減輕。為了提高療效，特別是較快地解決嚴重惡寒及自汗，將上方拆成協調、糾偏兩方，兩方交替使用，一天服協調方，一天服糾偏方。

【協調方】柴桂調心湯為主。

百合 20g，烏藥 7g，丹參 20g，鬱金 10g，瓜蔞 20g，牡蠣 20g，五味子 10g，柴胡 10g，黃芩 10g，蘇子 20g，川椒 8g，黨參 20g，甘草 12g，桂枝 10g，白芍 15g，黃耆 30g，澤瀉 20g，陳皮 15g，桑枝 20g，製附子 10g，葛根 30g，防風 12g。

【糾偏方】四逆湯合當歸四逆湯為主。

製附子（先煎）20g，乾薑 18g，甘草 18g，桂枝 18g，白芍 18g，當歸 15g，細辛 6g，僵蠶 15g，大黃 2g，人參 8g，半夏 15g，葛根 30g。

這樣交替使用後，療效較前好，向癒速度快，在用藥過程中根據病情藥物用量與藥味略有調整，共服二百餘劑，症狀大有好轉，麻木降到膝關節以下，全身惡寒減輕，自汗減少，雙下肢麻木、疼痛，患者能自己下車走到診室，但患者總覺得向癒速度慢而另找中醫治療。

治療半年毫無進展甚至有所加重再次返回治療，仍用以上兩方交替使用，不斷調整，堅持治療到 2015 年 11 月各種症狀基本消失，血壓、血糖正常，飲食、二便正常，腹部已軟柔和，壓痛減輕，唯雙足輕微麻木、疼痛、惡寒，澀脈消失，上魚際脈仍存在，2015 年 11 月 14 日改用以下兩方。

【協調方】調神湯合疏肌散為主。

柴胡 15g，桂枝 20g，乾薑 15g，甘草 18g，牡蠣 20g，石膏 20g，黃耆 30g，葛根 50g，羌活 15g，獨活 15g，製附子（先煎）15g，防風 15g，白芍 30g，黨參 20g，桑枝 20g，天花粉 15g。

【糾偏方】四逆湯合芍藥甘草湯為主。

白芍 50g，甘草 20g，製附子（先煎）15g，葛根 30g，乾薑 12g。

仍是兩方交替使用，一天服協調方，一天服糾偏方，治療過程中根據病情稍做調整，一直服到 2016 年 2 月痊癒，全療程近 3 年，如果中間不間斷，療程可能會短一些。

按語：此病例的治療採用了協調方和糾偏方交替使用的方法，既解決了整體矛盾，也解決了突出矛盾；既提高了療效，也為患者節約了開支，減輕了經濟負擔。

病例 42　桂枝調心湯加減治療泛發性牛皮癬

何某某，男，28 歲，2014 年 11 月 28 日初診。患者患泛發性牛皮癬，全身滿布，尤以頭面部為重，不僅奇癢難耐，且嚴重影響美觀。脈澀，少腹急結，腹動亢進。

【主症】脈澀，少腹急結，腹動亢進。

【診斷】慢性樞陰病合樞實證。

【治則】溫裏祛濕，活血祛瘀。

【主方】桂枝調心湯合桃核承氣湯、祛風利濕湯、攻堅湯。

桂枝 15g，川椒 7g，黨參 20g，丹參 20g，鬱金 10g，牡蠣 20g，瓜蔞 20g，五味子 10g，百合 20g，烏藥 7g，陳皮 15g，大黃 12g，苦參 30g，蒼耳子 30g，土茯苓 30g，生石膏 20g，浮萍 15g，牡蠣 20g，生王不留行 20g，芒硝 10g（沖），桃仁 15g，荊芥 10g，夏枯草 20g，白鮮皮 20g，蟬蛻 8g，蘇子 20g。

一日一劑，水煎分三次服，服六十劑痊癒。

按：牛皮癬看起來是表部病，但其真正的病因常常在裏部和樞部。此病例脈澀，腹動亢進而無胸脅苦滿，故主選桂枝調心湯有效。

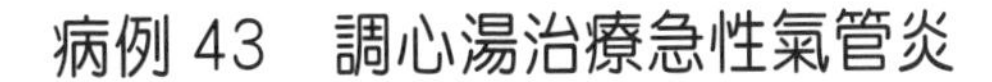

病例 43　調心湯治療急性氣管炎

姜某某，女，39 歲，2014 年 12 月 19 日初診。患者劇烈咳嗽 10 餘日，曾輸液及服中藥效微，故來就診。

現症：劇烈咳嗽，胸悶，短氣，痰多，心率 90 次／分，胸脅苦滿嚴重，大便稍乾。脈數而無力。

【主症】脈數而無力，心率 90 次／分，胸脅苦滿。

【診斷】慢性樞陽病合表寒證。

【治則】解鬱強樞，止咳化痰。

【主方】調心湯合小青龍湯。

柴胡 10g，黃芩 10g，半夏 15g，乾薑 15g，紅參 10g，丹參 20g，鬱金 10g，牡蠣 20g，瓜蔞 20g，五味子 18g，百合 20g，烏藥 7g，陳皮 20g，白芍 20g，大黃 8g，細辛 6 克，麥冬 15 克，甘草 10g，麻黃 10g，桂枝 10g。

一日一劑，水煎分三次服。服五劑症狀大減，心率 80 次／分，繼服五劑痊癒。

按：本患者病前可能心率已偏快，加之劇烈咳嗽，肺動脈壓增高，更使心跳代償性加快而功能降低，致肺循環不暢而肺臟瘀血水腫，炎症難以消除。用調心湯且用了上等紅參，加強了心臟功能，改善了肺循環，消除了肺臟的瘀血、水腫，炎症很快吸收。更合小青龍湯止咳化痰，故效佳。此種病證很多，宜留意。

病例 44　調肝湯治療轉氨酶升高

陳某某，男，21 歲，2018 年 2 月 7 日初診。患者於

2017年9月份體檢發現轉氨酶高，經中藥、西藥治療無效，經人介紹前來我院門診求治。

現症見：口乾不苦，飲食、二便正常。舌體胖大，舌紅苔薄黃，聚關脈。

腹診：胸脅苦滿。化驗結果為谷丙轉氨酶208.2U/L，谷草轉氨酶82.6U/L，B肝抗體陽性。

【主症】聚關脈，胸脅苦滿，舌體胖大，舌紅苔薄黃。

【診斷】裏陽病。

【治則】理氣解鬱，清熱利尿。

【主方】調肝湯。

陳皮30g，白芍30g，大黃10g，柴胡15g，黃芩15g，蘇子30g，川椒10g，黨參30g，炙甘草10g，茵陳60g，梔子10g，車前子30g，丹參30g，鬱金15g，王不留行30g，大棗2枚。

二十劑，一日一劑，水煎服。囑其忌食動物類食物。

2018年3月6日二診，服藥後大便色黑，3～6次／日，化驗谷丙轉氨酶168.8U/L、谷草轉氨酶55.7U/L。初診時有輕度上魚際脈未作考慮，患者自述因病焦慮、煩躁，睡眠較差。原方加石膏30g、牡蠣20g、桂枝6g，即合調神湯，十四劑，一日一劑，水煎服。

2018年3月23日三診，大便4～8次／日，色黑，化驗結果較二診又有降低。原方即調肝湯合調神湯加王不留行繼服，十四劑，一日一劑，水煎服。

2018年4月11四診，化驗肝功能轉氨酶又有升高，高出二診結果，但未超過初診結果，聚關脈較前變小，患者雖有顧慮，但脈證同前，證不變，方不變。原方繼服十劑，一日一劑，水煎服。

2017 年 4 月 26 日五診，化驗肝功能轉氨酶在正常值以下。原方繼服十劑鞏固療效。

病例 45　桂枝調神湯治療失眠案

王某，女，70 歲，2018 年 4 月 20 日初診。主因失眠就診，伴見頭暈、腦鳴，飲食、二便如常，體形消瘦，腹動亢進。舌質淡，苔薄白，脈浮大上魚際。

【主症】腹動亢進，脈浮大上魚際。

【診斷】慢性表陰病。

【治則】溫裏散寒，收斂浮陽。

【主方】桂枝調神湯。

桂枝 15g，白芍 15g，川椒 10g，炙甘草 10g，黨參 30g，龍齒 30g，牡蠣 30g，天花粉 20g，茯神 20g，大黃 5g，大棗 2 枚。

服藥四劑，睡眠明顯改善，繼服十餘劑而癒。

附篇

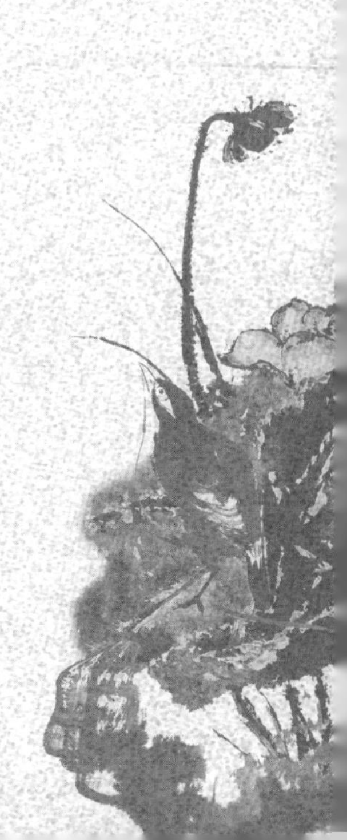

三部六病學說是理、法、方、藥完整的中醫診療體系。無論任何疾病，都是致病因素作用於人體後，在機體反應的一般規律上，因人體抗病能力的不同，在三部發生氣血逆偏產生不同的陽性或陰性反應而表現出六個不同的症候群即六病。因勢利導採用急性六病或慢性六病的「三部六病九治法」使三部氣血達到動態平衡而疾病自癒。

所以說三部六病學說可以涵蓋傳統的八綱辨證、六經辨證、臟腑辨證、衛氣營血辨證、三焦辨證等多種辨證法。學好三部六病學說臨床各科各種疾病大部分可以應對。

三部六病學說是劉紹武先生在深研屢用《傷寒論》的基礎上創立的。

急性六病的治療主要依託《傷寒論》經方，治療慢性六病的協調方，其基礎方也都來源於《傷寒論》。小柴胡湯與桂枝湯及兩個方子的系列加減方是《傷寒論》主要方劑，學好兩大類方是學好三部六病學說非常重要的基本功，也是運用三部六病學說提高臨床治療技巧，以及做到「準確診斷，有效治療」必須掌握的。

康守義大夫於 2017 年 11 月、2018 年 5 月在北京中醫藥大學三部六病學社分別召開了「桂枝劑的臨床運用」與「柴胡劑的臨床運用」兩場講座，我與其弟子于小霞根據錄音將其講授整理成文字，一併附之於後，以期對大家學習「三部六病學說」與《傷寒論》起到幫助作用，因為小柴胡湯與桂枝湯的加減方是《傷寒論》的主要方劑。

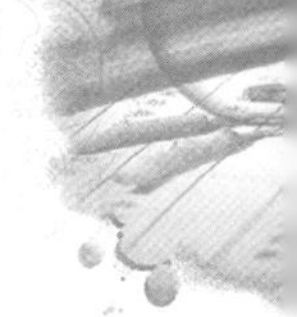

《傷寒論》桂枝劑的臨床應用

北京中醫藥大學三部六病學社講座　康守義　2017 年 11 月

（整理者：武德卿　于小霞）

各位老師、同學們好！

別說是在座的老師，就是在座的同學也都是我的老師，比我的知識多得多，這不是謙虛，因為我就是一個學徒出身，文化水準不高，沒什麼學歷。我給老師講，就好比孔子面前講文章，不過有一個好處，只有你講，老師才能知道你哪裏不足、哪裏有問題。所以希望各位老師聽了以後用各種方式給我一定的指導，因為我畢竟是個農村醫生出身嘛，沒有上過大學。

今天我給大家講的是《傷寒論》桂枝劑的臨床應用。那麼講的範圍就是桂枝湯和以桂枝湯加減的一些方子，如桂枝湯演變的方子就不講了。因為時間的關係，今天上午在良鄉那邊緊講慢講兩個半小時，後頭就「開快車」了，有些我就沒講到位。

我講的主要是《傷寒論》裏桂枝湯的臨床應用，咱們就是以《傷寒論》為主要內容，學醫嘛，一定要學《傷寒論》。說實在的，我在 40 歲以前知道《傷寒論》，也讀過《傷寒論》，但是沒有把它讀懂。

我在 42 歲拜劉紹武先生為師以後，才開始對《傷寒論》逐漸有點認識，所以《傷寒論》我沒有背會，背不會，因為 40 多歲了，比我老師差多了。為什麼學醫要學《傷寒論》呢？我簡單說幾點：

第一，《傷寒論》是以實踐為第一的專著，是完全以實踐為基礎寫的，沒有任何的虛話。

比如說，第 15 條：「太陽病，下之後，其氣上沖者，可與桂枝湯，方用前法；若不上沖者，不得與之。」這是完全基於實踐得出的結論。那太陽病為什麼要用下法呢？因為桂枝湯證的特點是發熱、汗出，它和承氣湯證有相似的地方，都有發熱、汗出，但它又和承氣湯證有區別，即沒有腑實，所以下法在這裏是錯誤的。

關於《傷寒論》這部書我要再說兩句，它博大精深，可以說是「橫看成嶺側成峰，遠近高低各不同」，誰也沒有辦法把《傷寒論》研究透。所以我再一次說，我跟劉紹武先生學三部六病以後對《傷寒論》的一些認識不一定都正確，希望大家在聽的過程中用辯證的態度來聽。

那麼說這第 15 條，它是太陽病，是桂枝證，它有發熱、汗出，所以錯誤地用了下法，造成了「其氣上沖」。關於桂枝湯證的病理，下面還要講，「若不上沖，不得與之」。什麼情況它就沒有上沖呢？就是麻杏石甘湯證，因也是發熱、汗出，如果把麻杏石甘湯證當承氣湯證用了下法，很可能造成的是「喘而汗出」。「下後不可更行桂枝湯，喘而汗出，麻黃杏仁甘草石膏湯主之」。這是把麻杏石甘湯證錯誤地用了下法，那是不可能「其氣上沖」的，所以若沒有「其氣上沖」，不可與桂枝湯，不然那就是以熱治熱。

從這一點我們看《傷寒論》完全是以實踐為第一，不是預先有什麼設想，而是根據實踐，是什麼情況，講什麼情況，是什麼病理治什麼病理、用什麼藥。

第二，《傷寒論》的特點就是實踐與理論非常統一。

那麼說我們在臨床上有好多中醫，他講的、說的和他做的不是一回事。他給你講的是一回事，他在臨床看病又是一回事。有的講《傷寒論》，不用傷寒方，也有這樣的大夫。

《傷寒論》的實踐和理論是完全統一的，比如說第12條：「太陽中風，陽浮而陰弱，陽浮者，熱自發，陰弱者，汗自出，嗇嗇惡寒，淅淅惡風，翕翕發熱，鼻鳴乾嘔者，桂枝湯主之。」在這一條它的病理是陽浮而陰弱，什麼叫陽浮而陰弱，我們下邊再講。

陽浮而陰弱是它的病理，由於陽浮而發熱，由於陰弱而汗出，就是說出現的症狀是「嗇嗇惡寒，淅淅惡風，翕翕發熱」，這是它的病理、症狀和診斷非常統一，治療更是統一的，所以說理論和實踐是一致的。陽浮而陰弱是理論，陽浮者熱自發、陰弱者汗自出是理論指導實踐，那是非常統一的。這是它的第二個特點。

第三，《傷寒論》我認為像是一個紀實性的文章，他是把臨床病例實實在在記錄下來。

比如說第12條，他在他的方解裏面記得非常詳細，就像今天我們寫病歷一樣記得很細，他說「上五味，㕮咀三味，以水七升，微火煮取三升，去滓，適寒溫，服一升」。你看看他，就這麼細，把藥切成片他都記，而且用多少水、煮到多少，適寒溫，他都記。「適寒溫」，即不能喝得太燙，也不能太涼。這就是藥物的詳細煎法和服法。而且他記了「服已須臾，啜熱稀粥一升餘，以助藥力」，他就是用粥來幫助達到治療目的，這是護理上特別重要的一環。為什麼要食粥，下面再給大家講。

他繼續說「溫覆令一時許，遍身漐漐微似有汗者益佳」。「溫覆」是什麼，就是給病人稍蓋點被褥，蓋點被褥的目的是保護人的陽氣，保護人的熱量。「漐漐微似有汗」就是微微出點汗，大汗淋漓病必不除。

這更是護理上詳細的記錄，而且他說「若一服汗出病瘥，停後服」，這是治療的程度。喝一次出汗了，熱也退了，剩下的你就倒掉了，就不再服，這是治療程度。「若不汗，更服，依前法」，就是說喝一次，如果不出汗，再喝一次，和前面的方法一樣。「又不汗，後服小促其間」，還沒發汗，那你就得過一陣子再喝一頓。「半日許令三服盡」，半天就把這一劑都喝完了。「若病重者一日一夜服，周時觀之」，如果病重就白天晚上不停地喝，一會兒喝一頓，周時觀之，這就像咱們今天的特級護理。

「服一劑盡，病證猶在者，更作服」，服一劑，病證還在，再服。「若汗不出，乃服至二三劑」。你看喝一次好，剩下的就不再喝了，倒掉了，要是好不了，可以喝到二三劑。

所以說《傷寒論》記得這麼細，張仲景觀察病人觀察得這麼周到，記錄得這麼詳細，可以說他的可靠性就很高了。當然說觀察也得有相當的經驗和技術，你才能觀察到這樣的程度。如果沒有相當的經驗和技術，也不會觀察到這樣的程度，所以說它好像是紀實性的，也就是說臨床上是什麼情況，他就記什麼情況，沒有一句虛言。

第四，《傷寒論》的理論和實踐對疾病的覆蓋範圍特別大，其他的任何醫學專著也不可能像《傷寒論》覆蓋得這麼大，你說他的六病幾乎把陽病、陰病全部覆蓋了，其他專著對疾病的覆蓋面不像《傷寒論》這麼大。

所以說你讀懂《傷寒論》，可能對付大部分的病就都可以了，但其他專著達不到這個程度。

第五，《傷寒論》有很有效的方子。

《傷寒論》這些方子很有效，我下面給大家舉病例的時候，大家就清楚了。我把這些方子做個比喻，就是說這個傷寒方，好像是非常鋒利的刀，用非常好的鋼造出的刀，你切肉的時候不沾油，而且很鋒利，切的肉又乾淨又標準，出的力還小，用的時間又短。那麼好多時方，也能治病，但它和這個鐵皮刀一樣，用的時間長，出的力氣大，切的肉也不標準。傷寒方子就是剛才講的，很可能吃一頓就可以好。

所以說《傷寒論》這些方子呀，我在臨床上體會，比如說就是桂枝湯，它才五味藥，除了生薑、大棗，這是我們的食材，就剩三味藥了，甘草是非常普通的藥了，再去掉，就剩桂枝和芍藥了。

好多醫生對這個桂枝湯重視不起來，認為個頭太小，沒人信，所以你給病人開個桂枝湯，比如說藥店有生薑、大棗，你還像是一劑藥，如果藥店還沒有生薑、大棗，你開了三劑藥，抓了這麼一點，這個病人就不相信，這能好嗎？但是《傷寒論》的方子，大家體會，慢慢到臨床上體會，確實是這樣的。我給大家講了《傷寒論》這幾個特徵，為的是給下面講桂枝劑先鋪墊一下，下面我們正式講桂枝劑的臨床應用。

這個桂枝劑在我們《傷寒論》出現的頻率很高，就是說出現的次數非常多。但是我們要看桂枝湯證究竟是一個什麼病，我們要從它的原發病條文來看。什麼是原發病條文呢，就是「太陽病如何如何，桂枝湯主之」。這就是一冠太陽病，很快就講它的症狀，就是說後邊這個症狀就是直接反映太陽病的，這叫原發病。如果說太陽病，十日已去，脈浮細而嗜臥者，外已解也。胸滿脅痛者，是小柴胡湯。脈但浮者，是麻黃湯。這也是太陽病，但是這個太陽病經過十天，它已經變化了，不是原發的太陽病了。

又比如，「太陽病，發汗，其人仍發熱」，這個後邊的症狀也不是原發的太陽病了，就是發汗以後，它原發的太陽病症狀已經不在了，所以我們看看原發的桂枝湯證是一個什麼病。

第 12 條太陽病，剛才就給大家講了，陽浮而陰弱，陽浮者熱自發，陰弱者汗自出，這是原發的太陽病，就是說太陽病有桂枝湯證。第 13 條：「太陽病，頭痛，發熱，汗出，惡風，桂枝湯主之。」第 13 條也是原發的太陽病，但到 234 條：「陽明病，脈遲，汗出多，微惡寒者，表未解也，可發汗，宜桂枝湯。」這一條是陽明病的原發病，就是說，一說陽明病就有脈遲、汗出多，這是原發的陽明病，為什麼也用桂枝湯？從這兩條看這個桂枝湯證究竟是太陽病還是陽明病，就不好說了。

第 276 條：「太陰病，脈浮者，可發汗，宜桂枝湯。」這又是原發的太陰病，一說太陰病脈浮、可發汗，就想到宜桂枝湯。所以說從這 4 條看，這個桂枝湯證究竟是個太陽病還是太陰病還是陽明病，這就下不了結論。為什麼下不了結論，因為都是原發病，為什麼在三個病裏都有桂枝湯證。那麼要想把這個問題解決好，我就按三部六病的方式來思考。這是《傷寒論》的疾病歸類的問題。

《傷寒論》六病的疾病歸類，它是根據什麼歸類的呢？就從太陽病說，有桂枝湯證，有麻黃湯證，有抵當湯證等，有這麼多證，那麼單說太陽病，它是個什麼病呢？麻黃湯證與桂枝湯證剛好相反，那抵當湯證它是個樞實證呀！所以說《傷寒論》的疾病歸類所說的那個六病的內涵，不是我們常說的這些歸類方法。

它不是按病位歸類的，我們一說太陽病就認為是表證，但為什麼用抵當湯；一說陽明病我們都知道是裏部的實熱證，為什麼也會有麻黃湯證和桂枝湯證的原發病，所以說《傷寒論》的疾病歸類不是按病位歸類的。同時也不是按病性，太陽病也有麻黃湯證，也有桂枝湯證，病性上剛好是相反的兩個病呀！所以它也不是按病性歸類的。

那麼《傷寒論》的疾病歸類，它是按什麼歸類的呢？

我們認為是按時間歸類的，就是說發病時間和病情加重的時間，主要是發病時間。

在《傷寒論》有這麼 6 條關於時間的論述。第 9 條：「太陽病欲解時，從巳至未上」，那就是從上午的九點到下午的三點。第 193 條「陽明病欲解時，從申至戌上」是從下午的三點到九點。第 272 條「少陽病欲解時，從寅至辰上」是從凌晨的三點到上午的九點。第 275 條「太陰病欲解時，從亥至丑上」是從晚上的九點到凌晨的三點。第 291 條「少陰病欲解時，從子至寅上」是從晚上的十一點到凌晨的五點。第 328 條「厥陰病欲解時，從丑至卯上」是從凌晨一點到上午的七點。這個「欲解時」在我們三部六病討論小組經過多次討論認為這個「欲解時」是發生六個病的時間，而不是病要好的時間。

我們試想我們都是醫生，就普普通通一個感冒，你能把它的痊癒或者是好轉預測到鐘點上嗎？我覺得能做到的醫生是很少吧！不可能做到。我們大部分人都得過感冒，我們感冒吃點藥，大部分是晚上睡著了，身上出點汗，早上起來覺得輕快多了。所以說，這人的機體包括植物，自身的修復都在晚上，所以我們必須晚上休息。我是個種地的人，高粱、玉米長到一兩尺高時，你要是晚上到地裏蹲在那裏聽，你能聽到莊稼在往上長的聲音，但是白天聽不到。所以說，欲解時不是病要好轉時間，而是疾病發病時間，是我們認識到這個疾病的時間。

從這個認識疾病的時間我們可以看出一個什麼問題呢？三個陽病發病時間比較清楚，比如說太陽病發病時間是上午九點到下午三點；三陰病發病時間互相重複的很多，在子時，太陰、少陰、厥陰相互重複，所以子時是一天陰氣最重的時候，也是因病死亡最多的時候。

我們認為在上午九點到下午三點發病出現發熱的病叫太陽病，我們就是這樣認識的。《傷寒論》的疾病歸類是按時間歸類的，因為只有時間才能無所不包，只要在這個時間段發病，無論寒熱虛實都是這個病。但是就稀裏糊塗在這個時間發病都一樣嗎？也不是。每一個時間段發病，都有一個標準病。比如說太陽病，它有非常標準的太陽病。那麼哪一條是非常標準的太陽病呢？

第 1 條：「太陽之為病，脈浮，頭項強痛而惡寒。」這是標準的太陽病，因為是提綱，所以張仲景沒有列舉治療處方。符合這一條就是標準的太陽病。比如也在太陽時發病，也是原發病，但不符合這個病性，雖然也在表部，但是病性不是實熱證，那就是非標準太陽病，非標準就是不標準的太陽病，但也是原發病。

第 2 條：「太陽病，發熱，汗出，惡風，脈緩者，名為中風。」這是非標準太陽病。它是表部的虛寒證，是非標準的太陽病。如果太陽病，不管你原發病是個什麼病，你經過治療，或者是經過時間的推移，那病就變了，如果經過錯誤的治療，很可能就成了壞病，那就是第 15、16 條所說的成了壞病了。隨著時間的推移你的病證變了，這些條文所指的病，我們認為是太陽病的變證。所以我們認為《傷寒論》的疾病歸類，一個標準的，一個非標準的，一個變證的，就是這麼三個層次。所以說，我們六條綱領的條文，認為都是標準的。

比如說第 180 條：「陽明之為病，胃家實是也。」它也是標準的陽明病，符合這一規律。這樣我們《傷寒論》的六病，有六個標準病。凡是「什麼之為病」，都是標準病。它就是這個陽明病也好，太陽病也好，這個時間段的標準病，它的病時、病位和病性三統一，是標準病。一說太陽時，是巳時至未時，病位在表部，病性是實熱證，這是標準的太陽病。如果病在寅時，是少陰時，病位在裏部，我們叫半表半裏部，在《傷寒論》叫裏部，病性是虛寒證，這是標準的少陰病。

我們大家都知道，少陰病有 3 條急下證，承氣湯證還能說是少陰病嗎？按我們普通理解是少陰時發的陽明病即裏陽病。這樣一來，我們就和三部六病的六個病有一個對應的關係。我們三部六病是表陽病、表陰病、裏陽病、裏陰病、樞陽病、樞陰病，也是六個病。因為每部有兩個病，那麼標準的太陽病正好對應我們三部六病的表陽病，標準的陽明病正好對應我們三部六病的裏陽病，這樣六病對應下來就剩一個厥陰病。

「厥陰之為病，消渴，氣上撞心，心中疼熱，饑而不欲食，食則吐蛔。下之利不止。」這是裏部的一個寒熱錯雜證，它符合厥陰時的時間特點，厥陰時和少陽病的時間有重合，所以這段時間得的病是寒熱錯雜的。

那麼三部六病還剩一個表陰病，表陰病的標準條文就是第 2 條：「太陽病，發熱，汗出，惡風，脈緩者，名為中風。」這是表陰病。這樣，我們把《傷寒論》的六病和三部六病的六病就對應起來了，這樣我們就可以用三部六病的六病去學習《傷寒論》的六病。我們下一步就用三部六病來分析桂枝湯證和桂枝湯方。

在這裏我給大家說一下這三部。我們在這裏有的人可能接觸過三部六病，有的可能還沒有接觸到三部六病。三部六病就是把人體分為三部，表部、裏部、半表半裏部。表部指的是以肺為中心的外殼，它的功能主要是人體與外界的氣體交換和熱量交換，天熱它就散熱，天冷它就蓄熱，這個是熱量交換，而且是人體的支架；裏部主要是消化道，從口腔到肛門的整個消化系統，它的功能主要是消化和吸收；半表半裏部主要是以心臟為中心的循環系統，包括大循環、小循環，也就是說，凡是有血的地方，我們都叫它半表半裏部。

我們這個三部是有這樣一個解剖概念，但是我們認識疾病，不是完全按這個解剖位置來認識的，無論是從生理還是病理的角度，我們主要是從三部的功能上來認識。

那有的人就問我紫癜屬於哪一部的疾病、腎臟屬於哪一部、肝臟屬於哪一部。我們主要是從功能上認識三部，無論身體有什麼病，你的病肯定要涉及這三部的功能。我們大家都知道頭疼，頭疼肯定是表部的病呀，但是厥陰病頭痛是吳茱萸湯證，那麼吳茱萸湯是暖胃的方子，它是治裏部的呀！它怎麼治頭痛呀！所以說，這個頭痛的病理是在裏部，而不是在表部。它首先是胃不好、是消化系統不好，我們把消化系統治好了，這個頭痛自然就好了。這個頭痛是裏部病的一個牽連症，裏部病牽連出現的一個表部的症。所以說，我們在病理上一定要找到它的病理涉及的功能是在哪一部。比如說，你是個咳嗽，簡單說一點那是表部的症狀，但是小青龍湯治咳嗽，那是光治表證嗎？那麻黃、桂枝可以說是治表證的，那麼乾薑呢，芍藥呢？所以《傷寒論》說「傷寒，心下有水氣」，這個「心下有水氣」在什麼地方呢？就在胃裏頭，他是消化道的問題，所以說我們主要是要從功能上來認識的。

你比如說，一個簡單的咳嗽，你咳痰，用小青龍湯，如果你咳嗽出血，那就又涉及循環系統了，可能是肺熱，也可能是肺寒，但是如果心臟特別不好，小循環特別不好，肺部特別瘀血，咳嗽也容易出血。為什麼要給大家講這個，因為桂枝湯要涉及表、裏、樞三部，所以我們講三部主要是以功能為主。

比如你帶下特別多、盆腔有炎症、子宮有炎症，這就要看檢查的結果，如果你腹部有水泛波，這是裏部不好，可能用苓桂朮甘湯也好，桂枝湯加茯苓、白朮也好，很可能就把這個炎症治好了，這就是要看你疾病涉及哪部。

那麼我們還是來說我們的桂枝湯。究竟桂枝湯證的病理是個什麼病理呢？我們說第12條就講得非常好。

第12條說：「太陽中風，陽浮而陰弱。」什麼叫陽浮？什麼叫陰弱？我們說人體大體上就這麼兩部分，一部分是固態的，你的四肢百骸、五官九竅，這個是固態的，你比如說你鼻子不能長到喉嚨上，但是氣血是動態的，它是液態加氣態。我們身上的血1分鐘就可以循環一次，所以血是無處不在的，那麼氣血在你固態體內的循環是為什麼呢？為的就是供給三部氣血，我們把這固態的就叫三部，給三部供應營養，就叫氣血。這個氣血到了組織間，和細胞發生代謝，產生功能是氣；在血管裏是血，由微循環變成氣。你眼睛為什麼能看見呢，就是氣血供應到眼睛，跟眼睛的結構、細胞發生代謝，眼睛就能看見了。這樣看來人體的結構決定功能。這個氣血供到眼上眼能看，供到耳上耳能聽，它是你的結構決定了你的功能，而不是氣血決定了你的功能。為什麼要給大家講這個，就是說我們涉及陽浮而陰弱，桂枝湯它治的病最根本的是陰弱。

在《傷寒論》裏陰一般指的是裏，陽一般指的是外。這個陰陽可以指病人的病位在表裏，也可以是表裏的氣血。比如第 23 條「此陰陽俱虛」，是表裏的氣血都虛，所以不可「更發汗、更下、更吐」，所以說它也指表裏的氣血。陰弱主要是裏部的供應不足，裏部的供應不足主要是胃腸的吸收功能下降，所以桂枝湯證的基礎是裏部不好，就是說你的胃腸系統處於寒性的痙攣狀態，它的吸收功能不好，所以桂枝湯證的病人吃飯很可能不好。由於裏部虛寒，吸收不了營養，不能來供應表部，所以表部的氣血要與疾病進行鬥爭，他處於一種虛性的狀態，就是處於一種虛浮的勉強狀態，所以叫陽浮。陰弱指的是裏部，陽浮指的是外部的氣血在與疾病鬥爭的時候氣血不夠用，所以說陽浮者熱自發，它要激烈地鬥爭，肯定要發熱。陰弱者汗自出，由於裏部氣血供應的不足，外部的功能不好，汗腺處於鬆弛的狀態，所以汗自出。這種出汗是一種能量、溫度的丟失，而不是排泄病邪。所以說它是「嗇嗇惡

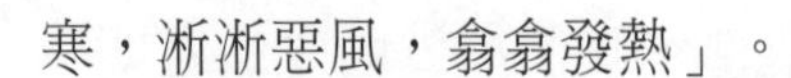
寒，淅淅惡風，翕翕發熱」。

由於它是功能不足，它這個惡風也好，惡寒也好，只要你保護它，它就會好。你比如說，你穿個棉衣就不太怕風、不太怕涼了。這是因為體內溫度不夠，是裏部產生不了熱量，所以它這個惡風叫淅淅惡風，有風它就有感覺，沒風它就沒感覺，而且它這個惡風好解決，你給他蓋得厚一點，他可能不惡，你給他穿得厚一點他也可能不惡。如果是麻黃湯證，你蓋得再多他也是有點惡寒，因為他是實證。柴胡湯證的寒熱往來，你蓋再多他還是該寒還寒，該冷還冷，只有陰證的惡寒是體內陽氣不夠，所以說桂枝湯證發熱往往是時發熱，就是說體內積得一定的氣血與外邪做鬥爭的時候，可能要發熱，但是後續部隊上不來，我們在表部的鬥爭處於劣勢，鬥不起來，這個體溫就又下來了。而且在第 12 條有「鼻鳴乾嘔」，乾嘔是裏部胃腸虛寒的一個症狀，這就證明桂枝湯證的根基是在裏部。第 95 條：「太陽病，發熱汗出者，此為榮弱衛強，故使汗出。」榮弱衛強和陽浮陰弱是一個道理。

但是有這麼一條，第 53 條，為什麼給大家說這一條，是因為這一條說的與剛才說的有矛盾。第 53 條說：「病常自汗出，此為榮氣和，榮氣和者，外不諧，以衛氣不共榮氣諧和故爾。以榮行脈中，衛行脈外。復發其汗，榮衛和則癒，宜桂枝湯。」這一條我認為「榮氣和」這個和字可能是錯的，應該是榮氣弱才能和 95 條、12 條統一，這是榮氣弱，而不是榮氣和，榮氣弱才能外不諧，榮氣供應不上衛氣，所以外不諧，是榮氣供不上衛氣。這一條，我是這樣分析認識的：53 條應該和 95 條、12 條是統一的，是榮弱衛強。總之，這個桂枝湯證不單是表部的一個證，而是涉及裏部、半表半裏部，三部都不健康，都有不同程度的虛寒，而不是表部單獨的證。

它和麻黃湯證不一樣，麻黃湯證是單獨的表實證。這個陰病，在這裏插一句，陽病可以單獨出現，你比如說陽明病可以單獨存在，陰病很難單獨存在，如果你裏部虛寒，你表部怎能不虛寒；如果半表半裏部的循環系統功能弱，其他兩部的功能怎能好呢？所以說，陰病往往是相互因果的，所以說這個桂枝湯證，就是三部都虛寒，而以表部的表現最明顯，它是一個理論上的表陰病。

那麼桂枝湯的功能是什麼？桂枝湯它首先解決的是陰弱，榮氣虛、榮氣弱。怎麼解決這個問題呢，我們剛才講了，裏部虛寒的時候，胃腸是處於一個痙攣的狀態，既不能很好地消化，又不能很好地吸收，它的痙攣是由於寒，是寒引起的痙攣，所以暖裏部胃腸的寒就需要用桂枝，桂枝是個溫性藥，桂枝可以溫胃寒。這個溫藥是三部通用的，比如說附子，裏部寒用四逆湯，又能治心衰，又能治下利清穀，又能治這個四肢痛，熱藥三部都可用，所以說桂枝湯也是三陰都可用。

所以溫裏就選了桂枝，這個痙攣怎麼辦，就選了芍藥，芍藥是緩解平滑肌痙攣最好的藥。那麼芍藥和桂枝相配正好解決了裏部寒性的痙攣，生薑可以幫助桂枝進一步解決寒的問題，甘草可以幫助芍藥緩急，解除痙攣，也可以幫助桂枝，而且還有大棗，大棗既是食材，又是藥材，它既能緩解痙攣，更能增加營養。所以說你吃完藥，要喝熱稀粥一升餘。這個大棗的營養不夠，再吃上點飯，這飯裏的營養就可以解決「榮弱」的問題。所以說，它是先解決陰弱的問題，才進一步解決陽浮的問題。

那麼說桂枝湯證本身就有汗出，那還為什麼要發汗呢？桂枝湯證出的汗是病理汗，桂枝湯如果是特別重的時候，那汗出來味道不是鹹的，而是甜的，它裏面有糖，所以它是人體正氣丟失的表現，它不會排邪。那麼吃了桂枝湯它解決了陰弱問題的時候，再出汗，那才是真正的排汗。

我們在《傷寒論》裏不論是什麼病最後都需要排一點治病的汗。你比如說承氣湯，那是個純裏的陽病發熱，用承氣湯攻下，就使你的大便排出，在晚上你肯定也要稍稍出點汗。就是白虎湯到病解的時候，也是要稍微出點汗的，那才是真正排病的汗。比如說，白虎湯證也有大汗出呀，為什麼不行呢？因為那不是排邪只是散熱。所以這樣看那桂枝湯就不是專門只用於表部的藥，它不是專門用於表部，它是三部都可用的，就剛才說其氣上沖，宜桂枝湯，那其氣上沖是裏部特別寒，也用桂枝湯。再說一點，桂枝湯和麻黃湯不一樣，它不是直接發汗，而是間接發汗，麻黃湯它是直接地發汗，它是擴張表皮毛細血管來發汗，而桂枝湯是通過把裏部健全以後機體自動排汗。

你說我講這個桂枝湯為什麼會有這個體會，我給大家講一下，這個桂枝湯是我吃出來的。我身體很不好，傷寒方我自己吃過的不少，吃過 70%，本來這一回吃的是桂枝湯加附子、大黃、黨參，我來之前親自拿的，我用了18克附子、15克桂枝、15克芍藥、20克黨參、10克甘草、3枚大棗，還有10克大黃，我自己吃的，我怕這次來給大家講堅持不下來。

大概是20年以前吧，當時我家還種地，種的小麥，一次外出的時候，我被困在山溝裏，那時候汽車沒有高速，把我堵到那個山溝裏，特別渴沒有水喝，我喝了一杯涼水，回來感冒了，在那一次以前我沒有吃過桂枝湯。感冒後回到家，我渾身一點力氣都沒有，走到什麼地方就想馬上蹲下來，但是我小麥還得收割呀。我一上午就把小麥割掉了，下午還要拉到場上，用打麥機打下。哎呀，愁壞了，我這麼沒精神怎麼辦，回來我就想到用這個桂枝湯。

那時候，沒有這樣的認識，我妻子給我吃了桂枝湯，吃後睡一會兒起來，特別精神。下午我拉小麥、打小麥一直到晚上，非常精神，從那以後我才知道這個桂枝湯它究竟治的是什麼病。

接下來我給大家講一下桂枝湯證如何診斷。你再說得好聽，你怎麼就知道這是用桂枝湯的證呢？這必須講清楚。這個桂枝湯證怎麼診斷，給大家把這個道理說清楚大家就可以診斷了。我給大家歸納一下，在《傷寒論》凡是描述寒證的特點，就是悸，要嘛心下悸，要嘛臍下悸，要嘛心中悸，要嘛氣上沖胸，要嘛其氣上沖，這就是說，凡有這些症狀的條文，都是寒證。

比如說，白虎湯、承氣湯沒有這些症狀。比如說第15條是「其氣上沖者」，第64條是「心下悸」，第65

條是「臍下悸」，這個臍下悸是什麼地方，這個是小腹部，是髂動脈痙攣，第 67 條是「氣上沖胸」，第 82 條是「心下悸」，第 102 條「心中悸」，第 117 條是「氣從少腹上沖心」，第 127 條是「心下悸」，第 318 條「或悸」，356 條是「厥而心下悸」，那麼這些都是寒證的表現，為什麼寒證能有這樣的表現呢？那肚子一寒首先腸胃痙攣，其次腸系膜痙攣，進一步腹主動脈痙攣，由於它都在腹腔都容易痙攣，內臟的痙攣把腹主動脈握得很緊，再加上腹主動脈自己痙攣，這個血往下走的阻力就大了，阻力一大就會使勁擠，使勁一擠腹主動脈就會搏動亢進，特別重的病人自己就感覺到了。

比如說，發汗過多，其人叉手自冒心，這就特別嚴重，病人就能感覺到。一般情況病人感覺不到，需要我們用手去按腹部，檢查腹部。所以說腹主動脈搏動亢進是我們診斷寒證的一個依據，最多見的是桂枝湯證，我們就可以把腹動亢進作為桂枝湯證的一個診斷依據。如果特別嚴重可以加附子，附子就比桂枝的力量大，一般情況用桂枝就可以了。腹動亢進是桂枝湯證的一個診斷標準，你們快到臨床了，你們可以試一試，我是經千萬人實踐的，是可以的。另外，腹腔有壓痛，因為他內臟有痙攣，所以一壓他就痛，這個壓痛當然用芍藥最好了，這就是芍藥證。那麼腹主動脈搏動亢進，用桂枝湯就好，有腹動亢進，臍周有壓痛，升結腸的部位有壓痛，尤其在回盲部，這是最主要兩個標準，有這兩個標準，我認為用桂枝劑就差不多了。其次像脈浮緩，或者時發熱、自汗出、鼻塞、乾嘔呀，這些作為臨床的參考，憑上面兩點就可以基本定下來了。這是桂枝湯證的診斷方法。

我們下一步講講桂枝湯的應用。我們先看《傷寒論》是怎樣用桂枝湯的。我們把桂枝湯證的實質，就按第 12 條、第 53 條、第 95 條這個病理定下了，就是榮弱衛強，或者陽浮陰弱。我們剛才講的就是我們的桂枝湯證，在這個桂枝湯證的基礎上，證有什麼變化我們就怎麼調，有什麼證不需要什麼藥，我也都要調整它，我們一條一條講。如剛才我們講的那幾條，不再重複。第 53 條「病常自汗出」，第 54 條「病人臟無他病，時發熱，自汗出」。這時發熱自汗出未必是體溫要高多少。

我給你講這樣一個情況，我母親 92 歲了，我在前幾年，每個禮拜回家去跟我母親一起住三天，禮拜六回去，禮拜一回來。有一次回去我母親告訴我說：「我這一段，很長時間，無端地就熱，身上就覺得熱，就想脫衣服，哎，熱熱就出點汗，出了汗又特別怕冷，馬上又得把衣服穿了，每天就得好幾次，這是怎麼回事呢？」我想這是不是就是「時發熱，自汗出」呢？我就給她拿了桂枝湯，一吃好了。就是說這個桂枝湯它就是這樣子，她熱的那一段她自己感覺很熱，測體溫未必熱，可能最多就是 37.2℃，如果它再高它就認為她病了，熱一熱，出點汗，冷一冷，好了，該幹什麼幹什麼，這就是「一日二三度發」。

第 56 條：「傷寒不大便六七日，頭痛有熱者，與承氣湯。其小便清者，知不在裏，仍在表也，當須發汗。若頭痛者，必衄，宜桂枝湯。」這一條是很重要的一條，傷寒不大便六七日，這個不大便六七日的原因有多個，小柴胡湯也有這種情況，我就說這一條。頭痛有熱，與承氣湯，那是陽明病，就是說陽明裏部實熱證，但是如果小便是清的，不是黃的，知不在裏，不是裏陽病，仍在表，當須發汗，發汗為什麼用桂枝湯？這裏就帶來一個問題，桂枝湯證為什麼有不大便六七日，這就是因為裏部虛寒痙攣，腸蠕動減弱，造成不大便。所以說如不腹診，有時候鑒別這種證也是比較難的，腹診很重要，這就要辨別清楚。

這個不大便在234條也是桂枝湯證的鑒別要點。看似裏陽病，其實是胃腸痙攣。在這裏要講清楚不大便的原因，我要講一下，若頭痛者，必衄，就是鼻出血，宜桂枝湯。為什麼桂枝湯能夠治療頭痛、鼻出血，它這個道理是這樣子的，由於腹主動脈和腹腔內臟痙攣，使這個血液往下走的阻力非常大，心臟往外打血，到主動脈弓那個地方，它往上頭必然走得多，頭部肯定是充血狀態，所以出現頭痛，而且出現鼻出血，用這個思維治這個頑固性鼻出血，治好了多少例，我也記不清了。

我給大家講個笑話，我那時在衛生局工作，我們會計是個青年婦女，那時候她的公公是在鄉下住，有一天她跟我說她公公鼻出血特別嚴重，在鄉衛生院怎麼也止不住，出血量特別地多，她問我怎麼辦，我當時跟她開了個玩笑，我說：「你把你公公的腰圍給我量一下，告訴我一下尺寸。」她在電話裏讓把她公公腰圍一量，他特別瘦，說明他這肚子特別癟，我斷定他是個桂枝湯證。我說：「你把電話打到衛生院，我告訴他們開什麼藥。」我就開了桂枝湯，服一劑就好轉了。衛生院的醫生特別不理解。那為什麼能治呢，你要給大家講清楚這個道理，這就像變戲法一樣，不告訴你，你就覺得很奇怪。同時這種情況不僅是鼻出血，經常有腦出血，人也瘦，肚子也癟，它怎麼腦出血呢？經常有這種問題。

現在這種情況更多，我們村有個60來歲的婦女，她就是腦出血，他平時特別瘦，血壓也不高，他得了腦出血住到我們榆次區人民醫院，住了10天仍然昏迷，做了CT顯示這個出血吸收得很慢。她是我們村的，我就去看了，摸了一下肚子，第一她有腹動亢進，第二她有水泛波，肚子裏盡是水，我就開了一個桂枝加茯苓白朮湯，吃了兩天醒過來了。因為她這個肚子偏寒，大腦這個腦壓特別高，出血吸收慢，當然要嗜睡，你下面一疏通，腦壓就下來了，當然就醒了，就是這個道理。所以這一類的人，你用麻黃劑的時候要小心，因為麻黃是擴張血管的，你用容易腦出血，我吃過這個虧，要不我怎麼會說呢？

有一個老太太她是肺源性心臟病，咳嗽非常嚴重，當時是用小青龍湯，其中有麻黃，是不是這個方子之故我說不準，但是過了一段時間這個老太太腦出血了。從她這個案例我就想，是不是腹主動脈搏動特別厲害，腦壓就高，又吃上麻黃，毛細血管一擴張就腦出血了。

我給大家講，大家可要注意。第44條：「太陽病，外證未解，不可下也，下之為逆。欲解外者，宜桂枝湯。」它這一條為什麼說「外證未解不可下之」，為什麼要下呢？就是剛才講的他是桂枝湯證不大便，所以才用下法。這就要鑒別是承氣湯證還是桂枝湯證，這一條它是要鑒別這個，咱們現在的小孩這種情況特別多，現在的小孩他是老吃冷飲，所以他們的胃腸容易寒，易痙攣，小孩的便秘用什麼方呀，喝番瀉葉、用大黃，那不行，你吃桂枝湯，不過吃桂枝湯可以稍加大黃治小兒便秘。

下面我們從《傷寒論》來看桂枝湯的加減應用，我們講加減應用，還是那句話，我們以第 12 條、第 53 條、第 95 條這個病理作為我們的基礎，來談桂枝湯的加減。第 14 條：「太陽病，項背強几几，反汗出惡風者，桂枝加葛根湯主之。」第 31 條：「太陽病，項背強几几，無汗，惡風，葛根湯主之。」這兩條有一個問題就是說，發熱汗出惡風，應該是不用麻黃，無汗的用麻黃，發熱汗出應該是桂枝湯，無汗惡風的應該稍用點麻黃，這個不是啥大問題。這兩條就是剛才的這一病理基礎，加了一個項背強几几，肌肉痙攣，就是項背肌肉痙攣。這樣一來就需要加緩解肌肉痙攣的藥，那麼什麼藥最好？葛根，所以它是桂枝加葛根湯主之，用來緩解這痙攣。你不要小看這個，我給你講一個病例。

我們那裏有一個和大家一樣的研究生，他是我們榆次在成都的研究生，他在成都讀研究生得了病毒性腦炎，他趕快坐飛機回到榆次，就住到我們醫院，住了 20 天，腦壓不降，他父親非常急，但是有個主意，就是不找西醫專家，到處找好中醫，哪裏的中醫好就找到哪，終於找到他們鄉鎮衛生院一個姓張的，他是我的學生，他看病已經有點名氣了。找到他就說：「張大夫我兒子得了病毒性腦炎，求你給治療。」這個張大夫一聽是個病毒性腦炎，有點害怕，他說這個病我治不了，要治你就找我老師。他就找我，我就說我去醫院看不方便，你想辦法把他弄到我門診來。來了後診斷第一腹動亢進，第二項背強，我開了 3 劑葛根湯，吃完 3 劑腦壓正常了。

我講的這個葛根湯治的是急性病，我給大家舉一個慢性病用葛根湯。還是 2016 年，是高血壓，這個高血壓病人是男性，40 歲左右，他的血壓高得特別出奇，高壓在 180 ～ 190mmHg，低壓在 110 ～ 120mmHg，這麼個情況，那當然要從西醫看了，什麼降壓藥也降不下來，劑量已經吃得不小了，血壓就降不下來，後來他就來到我門診。這個高血壓也不好治，這個病人我用了很多方子，用了調神湯、調心湯等，但是血壓就不降，來了兩三回，把我給難住了，這個血壓怎麼這麼難弄呢？人家病人特別信任咱，降不下來，人家一直來，總不能說「你這個病難治，你走吧」，這比較難聽。最後我還是詳細問他，還有哪不舒服，最後他說脖頸特別不舒服，他一說我想起來了，他就是因為頸部肌肉極度痙攣，壓迫椎基底動脈，把大腦的供血擋住了，大腦處於缺血狀態，所以他這個高血壓是反射性的，就是由於腦缺血反射的。雖然外部量血壓是 180 ～ 190mmHg，但他腦壓並不高，想到這一點我才用了葛根湯，我那個葛根湯還用了防風、羌活，用量還很大，就用藥一星期血壓就下來了，這是個慢性病。這就是

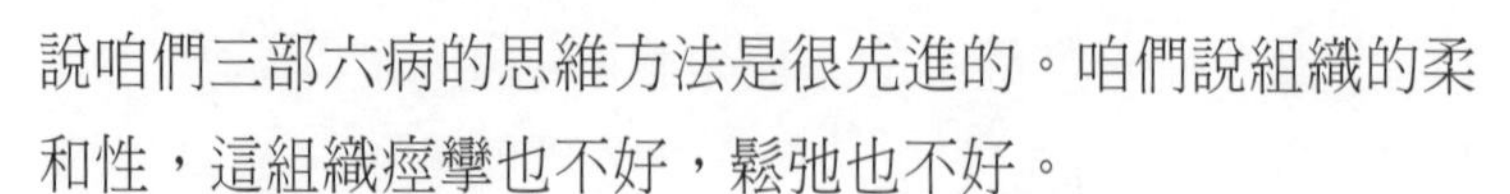

說咱們三部六病的思維方法是很先進的。咱們說組織的柔和性，這組織痙攣也不好，鬆弛也不好。

我還有個體會告訴大家，有時候脊髓發出來的支配內臟的神經被肌肉壓迫後容易便秘，怎麼也不好，也用葛根湯就好。第 20 條：「太陽病，發汗，遂漏不止，其人惡風，小便難，四肢微急，難以屈伸者，桂枝加附子湯主之。」那麼說這個太陽病，發汗，我認為是桂枝湯證用了麻黃湯了，這個發汗是發錯了。第 16 條是麻黃湯證用了桂枝湯，這一條是桂枝湯證用了麻黃湯，所以出現了汗漏不止。汗漏不止使他丟失營養能量，所以必須在桂枝湯基礎上再加附子，附子比桂枝的功能要強得多，這不加附子是治不好的。

我自己退休後開了個中醫小門診，有兩個人在那抓中藥，其中一個經常感冒，我一般是用葛根湯。前幾天感冒，我又開葛根湯，第二天，她打電話說來不了，我說怎麼了，她說她的頭越疼越出汗，一直出汗，在門口試了幾次，一直出不去。我說：「你讓你女兒來吧。」她說：「我女兒上學去了。」那怎麼辦，她就找了她家親戚，讓她家親戚來了，我就給拿了桂枝加附子湯，用了 18 克附子，第三天她就上班了，很好，所以說沒有附子就沒有這療效。

我再給大家舉個例子，有這麼個婦女，她是 50 來歲，嚴重的心律不整，她來找我看病，我開了桂枝調心湯，加了點人參，一直吃，一直解決不了這個心律不整的問題。我也覺得奇怪，有一天她又來了，感冒了，汗出不止，我說我先給你治感冒，感冒好了，咱們再治這個心律不整，我就開了 3 劑桂枝加附子湯，吃完 3 劑藥感冒治好了，心律不整也好了，可奇怪了。這個原因怎麼講，大家思考，這個我也不好說呀！就用了桂枝加附子湯感冒好了，從那時起心律不整也好了。所以說臨床上你看的病人多了，裏邊有很多學問需要慢慢總結。

第 21 條：「太陽病，下之後，脈促胸滿者，桂枝去芍藥湯主之。」這個關鍵是脈促胸滿，他用下法也是下錯了，這個在《傷寒論》記得很多了，張仲景生活的年代庸醫特別多，所以張仲景就接了這個治壞了的病。這個太陽病下之後就出現了胸滿脈促，脈促是個什麼脈呀？就是脈跳得特別快，他每分鐘我想在 120 次以上，起碼是 120 次。那麼這麼快的脈它是什麼問題，就是它不應期特別短，靜脈回來的血往心臟流回去得很少，它跳得雖快但每搏輸出量、每分輸出量又特別少。由於它特別少，肺小循環就處於一個瘀血狀態而胸滿。

這種情況為什麼要去掉芍藥，因為芍藥是抑制迷走神經的，迷走神經抑制，交感神經興奮時，心率就快，再用芍藥抑制迷走神經，就容易出事呀！所以他去掉芍藥。所以說，我們心律快的時候，用芍藥要小心。這個就不給大家舉例子了，臨床上這種情況特別多。

第 22 條：「若微惡寒者，桂枝去芍藥加附子湯主之。」這很好解釋，就是剛才那個症，又加上惡寒，這個惡寒是背惡寒。這個背惡寒，都是心陽不足，也就是樞部的寒證，用附子。

這個我可以給大家講一個病例，在很早以前，有這麼一個病人，50 多歲的婦女，她在家還惡風，怕風出汗到什麼程度呀，她家的所有窗戶都拿被子堵上，所以你到她家跟進電影院一樣，長期開著電燈，那電燈也不太亮，我是用的桂枝去芍藥加附子湯治癒她的。

第 28 條：「服桂枝湯，或下之，仍頭項強痛，翕翕發熱，無汗，心下滿微痛，小便不利者，桂枝去桂加茯苓白朮湯主之。」這一條，它就是裏部的虛寒進一步加重，胃腸的吸收功能很不好，胃腸裏的水吸收不到血液，到不了組織間，循環不到腎臟，所以小便不利。由於裏部的痙攣重出現了心下滿痛，造成的原因就是服桂枝湯不到位，又錯用下法，所以仍是頭項強痛、翕翕發熱、心下滿痛、胃腸痙攣，在這裏是桂枝去桂加茯苓白朮湯。

我在臨床上體會是應該去甘草，不是去桂枝。歷代醫家有的說就是應該去桂枝。我說不應該去桂枝，裏部的寒證，你去了桂枝，怎麼好呀，那有的說去白芍，那麼心下滿微痛，你還去白芍，痙攣怎麼解除？甘草是一味保鈉儲水的藥，所以《傷寒論》利尿的五苓散、真武湯都不用甘草。所以這一條應該是去甘草。

咱們這個傷寒方的神奇真是不好說呀，這個桂枝去桂加白朮茯苓湯，我用得最多，像理中湯呀，或者桂枝人參湯呀，或者是五苓散，作用都較它強，而它比較平和。

我給大家講這樣一個病人，有一個 20 歲左右的男孩，他得了急性胰腺炎，就在我們山西大醫院住院，他住了 40 天，檢驗出來的報告指標異常，我是個中醫，也分不清各種檢驗結果，反正他的檢驗報告是指標異常的，不行他就準備來北京，有一個人和他父親說還是去找找康大夫試試吧，或許有辦法，他就來了。我看他一個是有腹動亢進，一個是有水泛波，我就開了這個桂枝去甘草加茯苓白朮湯。這個去甘草它也有妙處，如果是口渴你就去，如果口不渴你就不去，為什麼呢，因為渴者五苓散主之，不渴者，茯苓甘草湯主之。我給他開了 4 劑，吃完後化驗結果一切正常。其實我根本想像不到會有這樣的效果，我只是認為開這個方子比較好，究竟是該用 30 劑，還是 20 劑、50 劑我也說不準，但 4 劑就好了。

又過了幾年這個小孩來了治療感冒，說：「你記不得我了？」我說我不認識，他說他就是那個急性胰腺炎的孩子，我說還記得那個病，但記不住這個人。這個桂枝加茯苓白朮湯常用，比如說，小孩或成年人如果發燒好幾天，你診斷符合適應證，你開上這個方子，他和麻黃湯、白虎湯不一樣，他不是把燒一下子退下去了，是一天比一天低，今天他是 38℃，可能明天下午他是 37.5℃，後天 37℃，慢慢就不燒了，所以他是治陰病發熱的。

第 43 條：「太陽病，下之微喘者，表未解故也，桂枝加厚朴杏子湯主之。」這一條的這個「下」，又是錯下，錯下以後是裏部成了裏陰病。這一條我老師給我講的時候，說應該有一個腹滿，就是說「太陽病下之後，腹滿微喘者，桂枝加厚朴杏子湯」。這是表部病又合裏部病。

這個我也可以給大家舉個例子，有這樣一個過敏性哮喘的病人，他這個哮喘已經有 1 年多了，喘得特別厲害，喘過去就好了，他是個 30 多歲的男性。我經過脈診和腹診斷定他是個桂枝調心湯證，正準備開藥，我看他澀脈不太重，一看他這體質還行，我說：「你這個喘什麼情況下發作，什麼是誘因？」他說：「我如果吃飯稍微吃多一點，胃一脹我就喘。」我想這一點正好符合這一條，我就開桂枝加厚朴杏子湯，吃了 20 劑就不喘了。

第 62 條：「發汗後，身疼痛，脈沉遲者，桂枝加芍藥、生薑各一兩，人參三兩新加湯主之。」這個就是桂枝新加湯，這個你懂了桂枝去芍藥湯，就懂桂枝加芍藥湯，那麼桂枝去芍藥是脈促，是心跳特別快，那麼他脈沉遲，心跳就跳得慢，加芍藥就能好，所以，治心動過緩只要不是心力衰竭，這個心跳特別慢就可以加芍藥。

在這裏生薑很好，你加芍藥，芍藥雖然是個平和藥，但畢竟不是溫熱藥，但是一加生薑溫性就強了，所以這一條給我們提示治療心動過緩只要不是特別虛寒加芍藥是可以的，普遍是這樣。

第 100 條：「傷寒，陽脈澀，陰脈弦，法當腹中急痛，先與小建中湯；不瘥者，小柴胡湯主之。」這一條是一證兩方。就是一個證用兩個方子。那麼陽脈澀，陰脈弦，陽脈是指寸脈，陰脈是指尺脈，那麼陽脈澀就是你寸脈不足，尺脈要是弦的話，說明肚子寒，弦是血管痙攣特別厲害，它就出現弦了。那麼血管痙攣厲害他肚子裏的腸胃也痙攣厲害。在這種情況下，那就加重芍藥，又加飴糖，等於幫助甘草緩急，這就可以治了。

那麼「如不瘥者，小柴胡湯主之」，就是說小建中湯沒有治好就予小柴胡湯。這種情況是不是必須先用小建中湯，再用小柴胡湯，我在臨床上反覆琢磨認為不是的，可以一次到位。就是說這個肚子疼得厲害，是用小建中湯還是用小柴胡湯，如果是腹動亢進，就用小建中湯，如果是胸脅苦滿，你用小柴胡湯就可以了。

這是我反覆試驗得出的結論。以前有一個婦女來治腹痛，我一看像小柴胡湯證，我就開了小柴胡湯，我讓她回去吃 3 劑藥，吃了還疼就來，不疼也一定要來一次，給她把病根去掉，其實我是想觀察，是在哄她，要不她治癒就不來了。三天後她來說好了。

後來我反覆試驗，是這麼回事。那麼為什麼小柴胡湯治腹痛，就是第 97 條「血弱氣盡，腠理開，邪氣因入，與正氣相搏，結於脅下。正邪紛爭，往來寒熱，休作有時，默默不欲飲食，臟腑相連，其痛必下，邪高痛下，故使嘔也，小柴胡主之。」小柴胡證它在脅下是病根，影響到腹部痙攣疼痛，我老師講過這個病。

第 112 條：「傷寒脈浮，醫以火迫劫之，亡陽，必驚狂，臥起不安者，桂枝去芍藥加蜀漆牡蠣龍骨救逆湯主之。」那麼這一條它是個什麼情況呢？去芍藥大家一定知道了，因為剛才我說了去芍藥。

這一條傷寒脈浮，它很可能也是一個桂枝湯證，當時用火針，在漢代從《傷寒論》看當時有這幾個治療方法，除了吃藥，他還扎火針，或者是用艾灸，或者是灌熱水，或者是熱水浴，或者是用冷水浴等。這個桂枝湯證本來氣血就不足，你又用火針加強表部供血，把裏部的氣血奪到外周了，裏部的氣血就更虛了。所以說它亡陽，我們一說亡陽就想到了我們後世的亡陽，就是陽氣完了，這個不是。這個亡陽就是從表部把氣血流失得太多了，這個病我們說他的血容量已經不足了，就是說心臟供血不足了，可能他的心率是很快的，因為不用芍藥，臨床上可以不用蜀漆，因為它是治療瘧疾的，沒有寒熱往來，可以不用。

舉個病例，患者是個中年婦女，來治心動過速。在醫院住了一段時間，仍然不好，出了院在家什麼都不能幹，連地都不能拖，心慌得不行。她的丈夫在教育局工作，我在衛生局工作，他們找到我家，我就開了這個方子，吃了幾天就好了。而有點奇怪的是遇到這樣一個病人，樣子就是四十七八的樣子，挺瘦，個子又矮，特別的瘦，我在門診看病，診室裏坐著很多病人，他兩隻手捂著肚子，一會兒坐著，一會兒起來，1 分鐘換一個地方，病人多，還沒有輪到他，哎呀，我一下子想到急腹症，他的肚子疼得很厲害是不是闌尾炎，或者腸梗阻、腸套疊，是不是有這些病，我心裏就想，如果是急性病趕緊叫上醫院呀，所以我跟其他病人說請他們稍等一下，我先看看他。我讓他先過來，問他肚子是不是疼得厲害，他說肚子不疼呀，我說不疼為什麼這樣轉悠呀，他說他煩得不行，坐都坐不住，特別煩，哦，是這樣呀，我透過腹診，診脈符合桂枝加龍骨牡蠣湯，我給他開了桂枝加龍骨牡蠣湯，我那時是一星期一次門診，可能給他開了 5 劑藥，下個禮拜他一來，上個禮拜和他一起來的病人看見他坐在那挺好的，其他人瞅著他都笑。所以說腹診很重要。

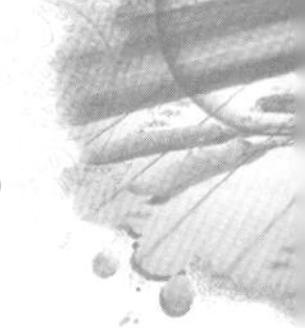

我們說《傷寒論》描寫的這些症狀，實際我們在臨床上能經常遇到，有的典型，有的不典型，實際是這種情況，我把它看成了急腹症。

第 117 條：「燒針令其汗，針處被寒，核起而赤者，必發奔豚。氣從少腹上沖心者，灸其核上各一壯，與桂枝加桂湯，更加桂枝二兩也。」這個病，我講到現在，大家一看就清楚了。就是說它是桂枝湯證，本來裏部氣血虛，又在那燒針，他扎燒針不僅把氣血引到表部來，而且這個燒針也感染了，可能當時消毒也不太好。裏部特別寒，有氣好像一下從少腹就上來了，說灸其核上各一壯，這個我認為不應灸，你已經扎燒針，你再用艾灸，我也沒有試過，也沒有見過核起而赤，腹中氣上沖是經常見到的，桂枝加桂，再加桂枝二兩就成五兩了。

《傷寒論》中的劑量我給大家說一下，根據各種考證，《傷寒論》劑量沒有給出標準的劑量，就是教科書好像說 1 兩等於 1 錢，也就是 3 克，三兩就是 9 克，我就用附子 1 枚、杏仁幾十個、桃仁 50 個，我這樣考量下來，好像傷寒方的量一兩等於 6 ～ 7 克，體質不太好的你用 6 克，體質好的你用 7 克，所以三兩桂枝要嘛 18 克，要嘛 20 克，你 18 克桂枝我們用法是煎藥的第一次和第二次合在一起，分三次服，一次才喝 6 克，根本不過量。所以說加桂枝二兩就是又加 12 克。

我給大家講一個病例，也是我們衛生局的女幹部，她就是這個證，找了個醫生給她開了 3 劑藥沒有療效來找我，我看了看方子像補中益氣湯，她吃了沒有什麼效，我看了一下就是個桂枝加桂湯證，吃了 3 劑就好了。她這些年自覺症狀是沒有，但是她腹主動脈搏動亢進一直有，就是個寒性體質，特別寒的時候就有症狀，一旦症狀緩解就如常人。

第 279 條：「本太陽病，醫反下之，因而腹滿時痛者，屬太陰也，桂枝加芍藥湯主之。」那麼說這個桂枝加芍藥湯，它和小建中湯是一樣的，只是沒有飴糖，那是腹中急痛，疼得特別厲害，它這個是腹滿時痛，時而腹痛時而不痛，所以就是把芍藥加倍。大實痛者，桂枝加大黃湯主之。在這里加大黃說明腸胃有積食。

第 23 條：「太陽病，得之八九日，如瘧狀，發熱惡寒，熱多寒少，其人不嘔，清便欲自可，一日二三度發。脈微緩者，為欲癒也；脈微而惡寒者，此陰陽俱虛，不可更發汗、更下、更吐也；面色反有熱色者，未欲解也，以其不能得小汗出，身必癢，宜桂枝麻黃各半湯。」

這就是說桂枝湯和麻黃湯合起來，這個我們怎麼診斷，他既有腹動亢進，又有表實，但是我根本達不到張仲景那個辨證水準。桂枝麻黃各半湯我用得不是很多，我只是用這個方治過蕁麻疹，那個病人他出蕁麻疹，又腹動亢進。

第 27 條：「太陽病，發熱惡寒，熱多寒少，脈微弱者，此無陽也，不可發汗，宜桂枝二越婢一湯。」

在這裏我為什麼要說說這一條，今天上午由於時間有限我就沒說，這個發熱惡寒，發熱多，惡寒少，脈微弱，這個脈微弱不是特別浮，特別浮緊了，有所緩和，此無陽也，這個無陽的陽指的是表部，就是說這個病已不完全在表部而是往裏邊傳，有一點樞部的熱，就是表部的熱由血液要往裏部傳，此時樞部稍微有熱，所以它是桂枝二越婢一湯，裏邊有石膏，所以這一條主要是給大家說無陽，沒有陽氣，不可能他反而用石膏，不是沒有陽氣。我們如果遇到這樣的病呀，用這個方挺好的。

第 146 條：「傷寒六七日，發熱，微惡寒，肢節煩疼，微嘔，心下支結，外證未去者，柴胡桂枝湯主之。」

這是把柴胡湯和桂枝湯這兩個方組起來，柴胡湯和桂枝湯是《傷寒論》兩大系列方。柴胡湯一個系列，桂枝湯一個系列，桂枝系列方子有 50 來個，柴胡系列的方子不到 30 個，桂枝系列比較多。那這個方子是兩個方子合在一起了。傷寒六七日，發熱這個證柴胡湯證可能發熱，柴胡湯證的發熱，有時是寒熱往來。發熱這個症狀桂枝湯證也可能有，柴胡湯證也可能有；微惡寒柴胡湯證也可能有，桂枝湯證也可能有，但是肢節煩疼只是桂枝湯才有的；微嘔桂枝湯證可以有，柴胡湯證也可以有；心下支結只有柴胡湯證才有，外證未去就是表部有惡寒。

從症狀上講既有桂枝湯證，也有柴胡湯證，診斷很簡單，既有腹動亢進又有胸脅苦滿，這些症狀不必拘泥，只要是既有腹動亢進又有胸脅苦滿，就可以用柴胡桂枝湯。

我給大家講一個病案，是我特別丟人的事，為什麼說特別丟人呢，因為這個病人就是我。

在前兩年，那是臘月二十五左右，我發燒，第一天發燒，我自己摸摸腹部沒有啥，我服了葛根湯，第二天，葛根加大黃湯，第三天葛根加大黃加芒硝湯，那三天也沒有大便，就是大黃、芒硝都用上了也沒有大便，飯三天沒吃一口，水沒喝一口，就有點怕了，是有點著急了，已是臘月二十八九吧，要過年了，我還得準備點東西，兒女們都要回來，躺著發燒該怎麼辦呢，沒有辦法。自己詳細地腹診，診來診去後來發現有一點胸脅苦滿，我趕緊開了這個柴胡桂枝湯，讓家人去拿藥，拿回來就煎，煎好了我就喝，喝的時候也是晚上，也就是6點多鐘，喝下去一次，也就15分鐘左右，這肚子就特別疼，就想大便，我趕緊去衛生間，大便很痛快就拉出來了，一會兒肚子又疼，我又去，蹲在那個坐便器上肚子疼就不說了，那個汗是很多，地上都濕了，大便了很多。從衛生間出來我就告訴老伴：「我要吃飯，我餓了。」就開始吃飯。所以剛才說傷寒方我快吃遍了，傷寒方很好用。

我把《傷寒論》中涉及桂枝湯的講了一下。下面講的是自己的加減應用。你們自己看，拋開《傷寒論》這個桂枝湯究竟有多少加減，那是無邊無際的，你在臨床上可以靈活運用。比如說你心肌收縮無力你可以加人參呀，它這個是無邊無際的。合方也是無邊無際的，只要符合證你就可以用。這個桂枝湯加減，我一開始是給小孩治消化道用桂枝劑，因為我老師有調胃湯、調腸湯、調心湯很多方，都是用柴胡劑做領導，可是我們在臨床上有很多病人用了效果不好。

我給大家講一個失敗的病例，有個肺結核的婦女，是空洞性肺結核，我開始用的是柴胡調肺湯和調胃湯，柴胡調肺湯中有石膏，很快這個空洞就剩一點了。那時候我剛剛跟了老師，我高興得不得了，但是繼續治就不行，逐漸這個婦女說她肚裏面「嘩啦嘩啦」有流水聲，但是不敢用熱藥，我怕肺結核擴散了，因為很多醫家說肺結核不用桂枝湯，所以我也不敢用，我就沒給人家治好，後來人家實在沒有信心了，就不來了，又如何治不知道。

到後來我吃完桂枝湯，我才知道這個病人要用桂枝調心湯就能好，但是當時對桂枝劑沒有這個認識，所以可惜這個病人沒能治好，還有許多沒有治好的。所以我在這個臨床上呀，失敗得太多，我就開始按證用桂枝加大黃治療習慣性便秘，效果比柴胡劑來得快。

又一次有個病人她澀脈很重，心律很不整，應該用調心湯，我按了按腹部，無胸脅苦滿，我一時大膽了，我決定今天就用桂枝湯打底了，開了幾劑桂枝調心湯，用了幾劑效果特別好，繼續服 20 劑就好了，我覺得這個病人用柴胡調心湯要七八十劑才能好，但用桂枝調心湯 20 劑就好了。從那以後我開始實踐，所以在臨床上逐漸形成了一套以桂枝湯做基礎方的協調方，就是說我老師有什麼協調方，如調心湯、調肝湯、調腎湯呀，我把桂枝湯換上。這些大的協調方不說了，你比如理鼻湯，理鼻湯是我老師用小柴胡湯加陳皮、白芍、大黃即調胃湯加辛夷、蒼耳子、王不留行，我治了很多病人也挺好的。

小孩有鼻炎我就用這個桂枝湯加陳皮、大黃、白芍、辛夷、蒼耳子、黨參，因為是小孩麼，就用太子參一吃治鼻炎特別快，所以就有了桂枝理鼻湯、桂枝調腎湯等，這樣一來就有了一套桂枝湯協調方。

當然這在我們這個三部六病圈內有些人還是不太信任，就是柴胡能調，你桂枝還能調嗎？這個不是問題，在臨床上實踐是檢驗真理的唯一標準，那實踐成功就是正確的，實踐不成功你就是不行。所以總結出這一套桂枝系列方，大家可以試用。

診斷標準就是有腹動亢進，指慢性病，有腹動亢進，就脈與腹診結合，比如有澀脈，有腹動亢進，沒有胸脅苦滿，你可以用桂枝調心湯；如果有胸脅苦滿加澀脈，沒有腹動亢進，你可以用柴胡調心湯；如果既有胸脅苦滿，又有腹動亢進，你就用柴胡桂枝湯為基礎效果也挺好。

那麼我今天就給大家講到這裏，講這麼多，盡我的努力把我知道的毫無保留地奉獻給大家，好不好？大家在實踐中認識，互相啟發，互相交流，好不好？

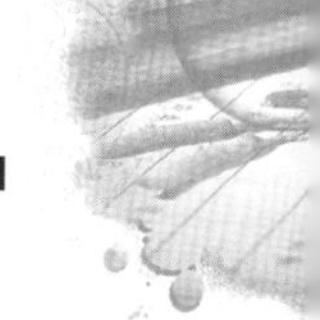

《傷寒論》柴胡劑的臨床應用

北京中醫藥大學三部六病學社講座　康守義　2018 年 5 月

（整理：武德卿　于小霞）

同學們好！各位老師好！大家還是原諒我坐下來說吧，畢竟年齡大了。我今天在這裏講座按場是第 5 場了，在那個校區講過 2 場，在這個校區講過 2 場，按次是第 3 次，其實我沒有什麼可講的東西，但為什麼又一而再再而三地來講呢？是因為在我們學校有這麼一幫同學，他們利用節假日特別是寒假、暑假到榆次學習三部六病學說，經過一段時期的學習，他們認為三部六病學說目前在咱們中醫界是比較先進的，比較直觀，比較規律，也好操作，所以他們就決定在那裏學習三部六病。

按說這些同學他們自己學習就可以了，但他們為了讓學校更多的人學習、瞭解三部六病，以致將來到臨床上運用三部六病，所以他們創辦了三部六病學社。根據他們跟我的交談，他們辦這個學社投入了大量的時間、精力，傾注了很多的心血，他們為什麼要這麼做呢？我認為他們主要是有強烈的社會責任感，樂於奉獻。他們這種精神深深感染了我，感動了我，所以在他們聘我做三部六病學社的校外指導老師時，雖然我知道自己不是很稱職，但是他們的精神感動了我，我就答應了他們。既然答應了，我就得支持他們的工作，幫助他們把這個學社辦好，所以他們一旦要求我來這裏講，我就會儘量克服一切困難來講一下，他們需要我講點什麼，我就講點什麼，這個題目是他們確定的，上次他們跟我說講桂枝劑的時候，就是相隔十來天我就需要來北京參加一個會，他們說講桂枝劑，我也沒有什麼準備，但是他們一說我就答應了。這一次他們又說講一講柴胡劑，我還是答應了。

那麼今天我就來給大家講一講《傷寒論》裏的柴胡劑。關於柴胡劑我就更講不出什麼來，為什麼呢？因為我們學習中醫的對柴胡劑都非常熟悉，每一個中醫對柴胡劑的學習都是各自有各自的體會，各自有各自的經驗，各自有各自的發揮，所以我說講這個題目更難一點。

那下面我就把我自己的學習體會、臨床應用的體會給大家講一下，好一點的大家就參考，不好的大家就扔掉算了，提出來更好。

一、小柴胡湯證

1. 小柴胡湯證的病理中心

小柴胡湯證的病理中心也就是小柴胡湯證的大本營它在什麼地方？《傷寒論》第 97 條：「血弱氣盡，腠理開，邪氣因入，與正氣相搏，結於脅下，正邪紛爭，往來寒熱，休作有時，默默不欲飲食。臟腑相連，其痛必下，邪高痛下，故使嘔也。小柴胡湯主之。」

這一條我想大家都很熟悉。那麼說血弱氣盡是個什麼概念呢，我們三部六病學說將人體宏觀上分為兩部分，一部分就是我們的形體，就是我們看見的形體，這個人，五臟六腑、四肢百骸，整個的人，這個人體相對是固定的，相對不動的，就是說人體，腿長在下面，頭腦在上面，手腳的位置是相對固定的；另一部分就是動態的氣血，人體只要能得到氣血的供應，我們的人體就是活的人體，如果沒有氣血的供應就成為死體了，就不叫人體了。

那麼這個人體我們簡單地稱它為三部，就是我們口頭上把它稱為三部，我們一說三部即代表表、裏、樞的三部，也代表這個人的整體。

關於氣血我們是這樣認識的，在血管裏流動著，發揮著生理功能的紅色液體它是血，如果它在血管裏一旦不流動或者流到血管外頭，也就不是生理意義上血的概念了，或者是鬱血或者是瘀血，在什麼地方不流動是什麼地方的瘀血。氣是血到了微循環把各種營養物質包括氧釋放到組織間並與組織細胞發生代謝作用，產生功能的物質，這就叫氣。我們的觀點是這樣的，所以氣的概念是兩層意思，第一層意思是物質，第二層意思是功能，沒有物質不會有功能，那麼氣血的關係就很清楚了，氣是從血來的，血是通過氣的動力它才能循環，所以說氣血能產生功能，它在什麼部位就可以叫什麼氣，比如說在胃裏可以叫胃氣，在肺裏可以叫肺氣，在心裏可以叫心氣，那麼綜合起來就是人體的整個功能，所以我們對於氣血的理解就是這樣的。

這個血弱氣盡，首先是血，血弱了它產生的氣就會少，它不是盡了，不是沒有了，它是相對地弱了，氣就不足了，這樣腠理的功能就會降低了，腠理的功能降低就給邪氣的侵入創造條件，正邪相搏，就是相互鬥爭，結於脅下，這個脅下就是病邪的大本營，也就是這個病理的中心在脅下。正邪紛爭，就是正氣與邪氣鬥爭，往來寒熱上次我就說過是寒熱往來，即寒往熱來，就是寒戰時候不發熱，發熱的時候不寒戰，這是寒熱往來，如果調過來，是熱往寒來，就是熱的時候不冷，熱過去它就會冷，這是辨別小柴胡湯證和桂枝湯證比較準確的症狀。

所以說它出現休作有時，默默不欲飲食，在這裏最為重要的是臟腑相連，邪高其痛必下，那麼其痛必下它在什麼地方痛？它在腹腔，它在腹部痛，脅下肯定是腹腔的最高位。其痛必下，邪高痛下，在這裏咱們就可以聯繫到第100條，第100條：「陽脈澀，陰脈弦，法當腹中急痛，先與小建中湯，不瘥者，小柴胡湯主之。」

就是說，脈一樣，症狀也一樣，也是腹痛，為什麼一個是桂枝湯證，一個是小柴胡湯證呢？它從病理上是這樣的，這是我們的認識，小建中湯證它的痛是腸道平滑肌痙攣，而小柴胡湯證它的痛主要是淋巴系統痙攣，因胃腸的淋巴管及滿腹的淋巴管最後都匯入胸導管，進入靜脈，這邪氣進入胸導管，胸導管不太通暢，就會引起腹痛，這個腹痛是淋巴系統痙攣，所以用小建中湯不好使，用小柴胡湯好使，所以說在這一條主要講了小柴胡湯證它的病理中心是在脅下，那麼脅下這個部位從人體的上、中、下來說

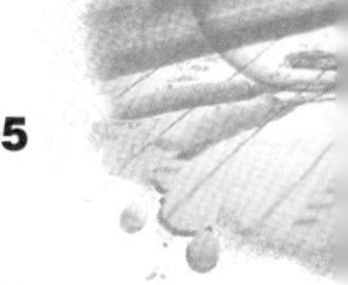

它是在中間，從表、裏、樞來說它也是在中間，裏部是胃腸系統，表部是呼吸系統，循環系統在中間，所以說它是中間地帶，脅下這個部位為我們的診斷提供了定位。

2. 小柴胡湯證的病位、病性範圍，以及表裏的概念

《傷寒論》第 148 條：「傷寒五六日，頭汗出，微惡寒，手足冷，心下滿，口不欲食，大便硬，脈細者，此為陽微結，必有表，復有裏也。脈沉，亦在裏也。汗出為陽微，假令純陰結，不得復有外證，悉入在裏。此為半在裏半在外也。脈雖沉緊，不得為少陰病，所以然者，陰不得有汗。今頭汗出，故知非少陰也，可與小柴胡湯。設不了了者，得屎而解。」

這一條主要是講了小柴胡湯證的病性和病位，劉紹武先生創立了許多柴胡協調方，主要是從這一條來的。

在這一條裏就涉及陽和陰的概念，那麼說陰陽在《傷寒論》中它各是代表什麼意思呢？我認為和後世說的陰陽有一定的區別。我認為《傷寒論》很少講言之無物的語言，它所說的語言必然有所指，那麼陰陽指的是什麼呢？我認為陰陽在《傷寒論》裏主要指的是部位，就是表和裏，主要指的是病位的表和裏，並由表裏又引申出很多概念，比如表裏病性、表裏氣血、表裏的功能等，但它最根本的是表裏。

（1）代表部位

《傷寒論》第 7 條：「病有發熱惡寒，發於陽也；無

熱惡寒發於陰也……」

凡是說發於什麼什麼，指的是地方，是部位，那麼說發熱惡寒發於陽，那就是發於表。在《傷寒論》裏表主要指太陽病，那麼太陽病主要指的是麻黃湯證和桂枝湯證。我們看《傷寒論》中除麻黃湯證和桂枝證湯以外，基本都叫裏病。從這個六病上講除了太陽病，其他病都歸裏，所以說發熱惡寒發於太陽，發於表，主要是麻黃湯證和桂枝湯證。那麼無熱惡寒是發於裏，裏在《傷寒論》就是其他五個病都歸裏，究竟是歸哪個病要根據條文看，應該是太陰、少陰還是哪個病。

在這裏我再講一個概念，三部六病講的是表陽病、表陰病、樞陽病、樞陰病、裏陽病、裏陰病，《傷寒論》裏講的是太陽病、少陽病、陽明病、太陰病、少陰病、厥陰病，在名字的對應關係上，《傷寒論》的六病，我們叫標準六病和非標準六病。

比如說太陽篇第一條，那是標準太陽病，第 124 條是非標準太陽病，第 2 條也是非標準太陽病，算是太陽病，但不是標準太陽病。這樣三部六病的表陽病對應《傷寒論》的太陽病，樞陽病對應少陽病，裏陽病對應陽明病，裏陰病對應太陰病，樞陰病對應少陰病，但是我和大家一樣以往學《傷寒論》，叫六病經常就叫太陽、少陽、陽明，我在這裏這樣說太陽、少陽，我實際指的是標準太陽病、標準少陽病，已經是三部六病的表陽病、樞陽病的名稱，因為我一直這樣叫，不由自主就這樣叫了。

《傷寒論》有一篇叫《辨陰陽易瘥後勞復病脈證並

治》，這一篇的關鍵是對「陰陽易」的理解，咱們後世好多解釋「陰陽易」是由於男女關係發生的病，大部分這麼認識，但是這樣認識題目就解釋不通了，辨陰陽易瘥後就是陰陽易痊癒後勞複病脈證並治，假如陰陽易指的是男女之間的那個病，就是那個病已經好了，《傷寒論》怎麼會討論這個病呢？而且其他條文裏也沒有涉及陰陽易這個病啊。所以我們在學習這篇的時候，是這樣認識的，陰陽指的是表裏，表部和裏部，易呢？

大家都知道易是各種變化，如果再引申一步呀，就是各種病理變化，就是辨表部、裏部的各種病理變化，它好了以後，又由於善後工作做得不好，就是保養調理不好又復發，所以在這裏我們解釋陰陽指的是表裏，易指的是病理變化，傷寒六病的病理變化，好了以後，不管是治好的，還是自己自癒的，是又勞復。

這一篇一共七條，除第一條外，其他六條都是談病後護理不當出現的問題，所以這一篇它實際在當時指的是傷寒病的後期護理，如果護理不當，再犯病怎麼處理。所以從這一條看陰陽指的是部位，是表裏。這就是說陰陽主要是代表表裏。

（2）代表表裏的功能

《傷寒論》第 58 條：「凡病，若發汗，若吐，若下，若亡血，亡津液，陰陽自和者，必自癒。」

那麼這個凡病不是所有的病，它主要指的是傷寒六病，那麼這個《傷寒論》大家知道主要是指當時大流行的急性病，不管你是用了發汗還是吐，還是下，還是亡血、亡津液，那麼陰陽自和者，必自癒。

這個陰陽自和怎樣診斷，這是要判斷表裏的功能是不是正常。那麼表部的功能，我們說第一不發熱、第二不惡寒、第三不自汗，當然大病後是容易出汗的，吃點飯呢，稍微動一動會出汗，但是他已經是生理性出汗，只不過是身體虛弱點，就是說不發熱、不惡寒、不自汗、不惡風，也不喘，這表就和了。裏部怎麼就算「和」了呢，裏部吃飯正常，所謂正常不是吃的量和普通時候一樣，而是你吃飯胃口正常，什麼是什麼味，該吃就吃，口不苦，大便正常，但他還有點虛弱，還有點其他症狀，這是會自癒的。

我們在臨床上要判斷，你比如說看小兒科，先問他發熱不發熱、咳嗽不咳嗽，問吃飯好不好、大便正常不正常、小便正常不正常，如果吃飯好、大便正常、小便正常，這小孩就沒有什麼病了。

咱們成年人有思想問題，小孩沒有，這就是教你判斷一下表裏，表裏功能是不是正常，需不需要治療，還是自己可以自癒，這一條我認為主要講的是表裏功能。

（3）代表病位

當然病位也是指表裏，《傷寒論》第269條：「傷寒六七日，無大熱，其人燥煩者，此為陽去入陰故也。」

傷寒六七日，無大熱，肯定有小熱，就是比原來的熱低了，其人燥煩，為什麼會燥煩呢？我們大家都知道陽盛就是陽病，在表部雖然高達40℃，也不會煩躁，只有到了樞部就是半表半裏部，這個熱才會煩躁，有惡熱，到了陽明則會有神昏、譫語這些症狀，那麼其人原來病在太陽時沒有燥煩，現在表部熱而出現燥煩，說明表部的熱雖然低了，裏部的熱卻在上升，尤其樞部，樞部的熱主要是血熱才出現燥煩，此為陽去入陰故也，應該是去陽入陰故也，就是從表部向裏部進了一步，這就是我們判斷病邪是還在太陽，還是已經去了少陽，只要他出現燥煩，燥熱而心煩說明傳了，這就是「傷寒一日，太陽受之，脈若靜者，為不傳；頗欲吐，若燥煩，脈數急者，為傳也」。

也就是說出現燥煩，說明它向裏進了一步，傳到樞部——半表半裏部了。這個陽指的是病位，就是熱從陽表部傳到陰半表半裏的樞部了。

第 141 條：「病在陽，應以汗解之，反以冷水潠之……」

那麼這個病在陽，用汗解之，是在表部。陽指的是表部，用的不是麻黃劑就是桂枝劑。

第 131 條：「病發於陽而反下之，熱入因作結胸；病發於陰而反下之，因作痞也。所以成結胸者，以下之太早故也。結胸者，項亦強，如柔痙狀，下之則和，宜大陷胸丸。」

那麼這也指的是表，主要是太陽，病發於陽，指的是麻黃湯證或者大青龍湯證，要是反下之，一下熱入於裏成結胸證。若病發於陰，主要指的是太陰病，要是下，就容易形成痞滿，這也指的是病位。

第 130 條：「臟結無陽證，不往來寒熱……」

或者說臟結是沒有陽證，其實不是這樣，臟結是沒有發熱惡寒，沒有表證，它緊接著說沒有寒熱往來，也沒有樞部證，所以我們認為臟結是一個裏陰病，是特別寒的一個裏陰病，它就沒有表部證，沒有樞部證。

第 27 條：「太陽病，發熱惡寒，熱多寒少，脈微弱者，此無陽也，不可發汗，宜桂枝二越婢一湯。」

你說他無陽怎麼還用石膏呢，這是不可能的，它無陽還用石膏，這就是說是熱多寒少，脈不是那麼浮緊，是微弱，是不太浮緊，而是軟一點，這就不完全是表證，有點樞熱，所以不可發汗，不可用麻黃、桂枝發汗。這就要適當清熱，就要用石膏，這是代表病位的。

（4）代表表裏的氣血

第 23 條：「……脈微而惡寒者，此陰陽俱虛，不可更發汗、更下、更吐也……」

那麼陰陽俱虛在我們後世是特別抽象的，陰虛無非是口渴、舌紅、面紅呀，陽虛無非是惡寒、完穀不化、四肢冷呀，我們後世指的陰陽俱虛指的是這個，這裏的陰陽俱虛指的是表裏氣血都虛，不只是裏虛，而是表裏氣血都虛，因為在傷寒八九日用的是吐、下、發汗，不可更發汗、更下、更吐也，就是這些方法治療把表裏氣血傷得都虛了，再不能用這些方法了，如果治療應該可以用桂枝湯。

第 337 條：「凡厥者，陰陽氣不相順者，便為厥。厥者，手足逆冷者是也。」

說陰陽氣不相順者，是什麼意思呢？就是說表部的氣血和裏部的氣血順接不上了，就是他們循環接不上了，就是最末端的循環接不上了。《傷寒論・自序》裏說「經絡府俞，陰陽會通」，那個「陰陽會通」指的就是表裏氣血在循環。如果不順接，那四肢就會冷，所以說它這裏指的就是表裏的氣血不順接。

第 346 條：「傷寒六七日不利，便發熱而利，其人汗出不止者，死。有陰無陽故也。」

一般我們要說這是陽虛，有陰無陽，我們說汗出不止是表部脫，下利不止是裏部脫，手足厥冷不還，脈微欲絕是樞部脫，這三部有一步脫，就死人了，所以說有陰無陽也是表部先脫了，像這樣的條文還很多，就不一一列舉了。

（5）代表表裏病性

第 48 條：「……面色緣緣正赤者，陽氣怫鬱在表，當解之薰之……」

陽在這裏是指表部的病性，是表部有鬱結，解之，需要用一些解表的藥物解之或用薰的方法使之出汗，這是指病性，是表部的實證。

第 46 條：「……服藥已微除，其人發煩目瞑，劇者必衄，衄乃解。所以然者，陽氣重故也……」

陽氣重就是表部的病是實熱證，特別重，所以必衄，衄乃解。

第 111 條：「……兩陽相薰灼，其身發黃。陽盛則欲衄，陰虛小便難……」

兩陽相薰灼，因為用火來烤他，表部本來就是實熱證，你又拿火來烤，這樣薰如果是裏部的氣血有所傷那小便就會少，表部的熱重就會出現衄。

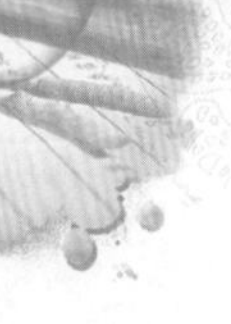

(6) 代表脈的部位

陽脈指寸脈，陰脈指尺脈，寸脈也代表的是表，尺脈也代表的是裏。

如第100條：「傷寒，陽脈澀陰脈弦，法當腹中急痛，先與小建中湯，不瘥者，小柴胡湯主之。」

第290條：「少陰中風，脈陽微陰浮者，為欲癒。」

(7) 代表表裏的病邪

第134條：「……醫反下之……陽氣內陷，心下因硬，則為結胸……」

陽氣內陷是什麼內陷，就是表部的熱邪內陷，因為你下得早，把表部的病邪引入裏部，陽氣指的是表部的病邪。

透過這些條文，我們認為在《傷寒論》裏陰陽主要代表的是表和裏，在這個基礎上又引申出這麼多的概念，比如表裏病性、表裏氣血、表裏的功能等。

3. 小柴胡湯證的主要症狀

第148條：「傷寒五六日，頭汗出，微惡寒，手足冷，心下滿，口不欲食，大便硬，脈細者，此為陽微結，必有表，復有裏也。脈沉，亦在裏也。汗出，為陽微。假令純陰結，不得復有外證，悉入在裏，此為半在裏半在外也。脈雖沉緊，不得為少陰病。所以然者，陰不得有汗，今頭汗出，故知非少陰也，可與小柴胡湯。設不了了者，得屎而解。」

這個小柴胡湯證，一般地說，一得病就是這個證很少，總是過幾天或經過治療而形成小柴胡湯證。所以他說傷寒五六日，約為一個週期，《傷寒論》的疾病週期一般是六七日。頭汗出，身上不出汗，這是個少陽證；微惡寒，稍微惡寒，這是個太陽證；手足冷，這是個厥陰證；心下滿，口不欲食，這是個太陰證；大便硬，這是個陽明證；脈細，這是個少陰證。

所以說從六病都有症狀，就是說小柴胡湯涉及的病性可以涉及六病，六病都可以涉及。從病性上，此為陽微結，什麼叫陽微結，就是表部微結，就是說小柴胡湯證有表微結，但不是全結，而是微結；必有表，復有裏，也就是說表部微結，肯定也有裏，脈沉就是在裏；汗出，為陽微，在這裏應該是汗出，為陽微結，如果表部純粹結，那是麻黃湯證，那是不會有汗的，如果有點汗，說明應該是陽微結，而不是全結；假令純陰結，不得復有外證，這個純陰結主要指的是陽明，陽明在這裏可能有大便硬，如果是純陰結，就不應該有外證，外證指的是什麼呢，微惡寒，微惡寒是外證，那是表部證，如果是純陰結的話，就不能有微惡寒，悉入在裏，都到了裏部，到了裏部就是不惡寒反惡熱，這種情況是半在外半在裏。

我們後世說半在表半在裏好像是有裏部、表部，還有半表半裏部這個部位，實際不是，《傷寒論》這裏講半在裏，半在外，就是說裏部有微結，表部也微結，在這裏已經把病位、病性講清楚了，所以它下面繼續說脈雖沉緊，實際應該是沉細。

脈雖沉細不得為少陰病，所以說它是個小柴胡湯證，為什麼呢？因為陰不得有汗，就是說假如是少陰病，你就不應該有頭汗出，這就是把所有單一的病都否定了，就是說六病都不夠一個標準病，但是都涉及它們的病性、病位，所以這就是說小柴胡湯的病性、病理，病的範圍就這麼大，可以說人有多大，這個病的範圍就有多大，人有多少病性它就涉及多少病性。

所以說小柴胡湯證是人體涉及面最廣的證，這條對於後世影響很大，尤其是劉紹武先生在學習這一條的時候，就是因為小柴胡湯涉及這麼大的範圍，所以他用小柴胡湯作為基礎方，創立了一整套的協調療法方。就是說你身體哪兒有病都可以這樣治療。

《傷寒論》第 96 條它的主要症狀是往來寒熱、胸脅苦滿、默默不欲飲食、心煩喜嘔，這是我們後世稱小柴胡湯的四大症狀，但是我們從這一條可見，四大症狀這個「默默不欲飲食」，「默默」相當於咱們的「脈微細，但欲寐」，它是人沒有精神；不欲飲食是不想吃飯；這個「默默」它是人參症，「不欲飲食」它是生薑症，心煩是熱的表現，它是黃芩症，喜嘔是半夏症，如果說這些症狀在其他病裏也可以有，這裏就剩往來寒熱、胸脅苦滿這兩個症狀，這兩個症狀它主要就是柴胡的症狀，就是柴胡這味藥的藥症。

如果說這個四大症是小柴胡湯的核心症，它的症狀很多，這是舉個核心症，經過淘金我們就能看出來，只有往來寒熱、胸脅苦滿才是真正的小柴胡湯證的核心症狀。

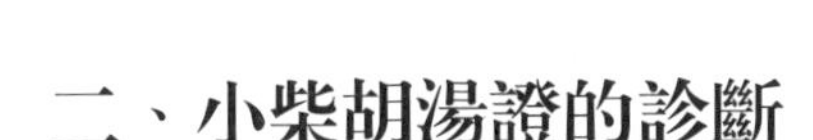

二、小柴胡湯證的診斷

劉紹武先生說過，什麼叫醫學，就是準確診斷、有效治療。我們中醫沒有高級儀器，就是憑兩隻手、兩隻耳朵、兩隻眼睛，但是我們也必須準確診斷，沒有準確的診斷，就沒有有效的治療，我們說一下小柴胡湯證的診斷。

第 101 條說「傷寒中風，有柴胡證，但見一症便是，不必悉具。」

就是說有一症就可以確定是小柴胡湯證。由哪一症定這是我們中醫界容易爭論的問題。關於小柴胡湯證的診斷，最早出現的是第 37 條。

第 37 條：「太陽病，十日已去，脈浮細而嗜臥者，外已解也。設胸滿脅痛者，與小柴胡湯，脈但浮者，與麻黃湯。」

「胸滿脅痛」這就是小柴胡湯在《傷寒論》中最早的診斷，在以後的條文有很多。比如說第 99 條：「傷寒四五日，身熱惡風，頸項強，脅下滿，手足溫而渴者，小柴胡湯主之。」在這裏是脅下滿，第 103 條是心下急，第 104 條是胸脅滿而嘔，第 107 條是胸滿，第 143 條是胸脅下滿，第 146 條是心下支結，第 147 條是胸脅滿微結，第 229 條是胸脅滿，第 230 條是脅下硬滿，第 231 條是脅下及心痛，第 266 條是脅下硬滿。在這麼多條文中最有價值的症是「滿」，這些條文中提到「滿」的就有 10 個，苦只有 1 個，痛有 2 個，急有 1 個，就是心下急，就是大柴胡湯證，結有 2 個，心下支結、胸脅滿微結，所以

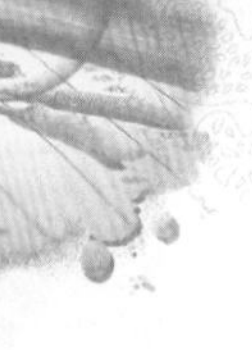

我們看主要的是「滿」，就是說我們要診斷出它的「滿」。

比如說我們有個大的容器，罈子也好，甕也好，都是容器。你裏面放糧食，你倒麥子也好，玉米也好，倒滿了，你一眼就看出來了，它是滿還是不滿，還能放還是不能放，你用眼睛就看出來了，但是假如給這個容器上面蒙上一塊毯子，你眼睛就看不見它滿不滿了，你只能用手去摸它滿不滿，這就有個觸覺的問題，去感覺滿不滿，如果它不滿你感覺手底下是空的，如果是滿你感覺手底下是實的。如果人的脅下滿，他表部的肌膚如蓋子，所以你用眼睛看，不敢做決定，有時候能看出，有時候看不出，所以說胸脅苦滿光用看是不行的，要用手來壓，這個胸脅苦滿，苦是個自覺症狀，滿雖然也有自覺症狀，但主要是他覺症狀，我們用手去按，這個很重要。胸脅苦滿這個滿，一般我體會是體現於腹外斜肌、腹內斜肌，不是腹直肌。

我們在臨床上常說胸脅苦滿，都是胸脅滿，因為四大症裏面有胸脅苦滿，所以胸脅苦滿主要是滿，有些病人他自己能感覺到滿，有些病人感覺不到。

三、小柴胡湯證胸脅苦滿的鑒別診斷

小柴胡湯證診斷上比較準確，但也有遇到特殊情況的時候，也就是說任何事物都有它的普遍規律，也有它的特殊規律。你比如說第 98 條：「得病六七日，脈遲浮弱，惡風寒，手足溫。醫二、三下之，不能食，而脅下滿痛，面目及身黃，頸項強，小便難者，與柴胡湯，後必下重。本渴飲水而嘔者，柴胡湯不中與也，食穀者噦。」

這一條就不是小柴胡湯證，雖然有滿，但它還有個症狀是「渴欲飲水而嘔」，就成了少陰病或裏陰病了，是純粹的裏證了。食穀者噦，就是吃了飯以後就想吐、打嗝，這就不是小柴胡湯證了，雖然有脅下滿痛，但是沒有小柴胡湯證，有胸脅苦滿是因為肝臟發炎引起的，所以這一條我們一定要記住，渴而飲水則嘔者，裏陰病特別重的時候我們不能用小柴胡湯。

我給大家舉個例子，就是有個病人她是個 60 歲上下的老年婦女，得了擴張性心肌病，又合併了肺部感染，所以說非常重，在醫院治療也不見效，這個病人經人介紹找到我，一開始我給她用了振神湯，就是把真武湯和附子湯合在一起了就叫振神湯，用這個方子，治的效果還可以，用幾劑糾正以後就用桂枝調心湯，這樣她用了以後基本生活可以自理了。在以後的生活中她一旦感冒，找我一般要嘛用振神湯要嘛用真武湯。

有一次星期天我不在門診，她又感冒，找了個中醫給她看，可能有胸脅苦滿，開了小柴胡湯，她不僅吃了小柴胡湯，還去門診輸液，輸了一下午液，晚上回去睡在床上，家人做好晚飯去喊她，她不吭氣，一看死掉了。

吃小柴胡湯她不會死的，但是她輸了一下午液，心臟負擔加重而死了。但是說如果給她吃真武湯，輸一下午液也許不會死，所以我們一定要問詳細。

四、小柴胡湯的組成

小柴胡湯的組成我們還是看第 96 條。第 96 條在方劑的後頭說：「若胸中煩而不嘔者，去半夏、人參，加瓜蔞實一枚；若渴，去半夏，加人參合前成四兩、瓜蔞根四兩；若腹中痛者去黃芩，加芍藥三兩；若脅下痞硬，去大棗，加牡蠣四兩；若心下悸、小便不利者，去黃芩，加茯苓四兩；若不渴、外有微熱者，去人參，加桂枝三兩，溫覆微汗癒；若咳者，去人參、大棗、生薑，加五味子半升、乾薑二兩。」

我為什麼給大家講解這些東西，這就是說小柴胡湯這七味藥哪一味藥都可以去掉，只有柴胡不可以去，甘草一般來說也不可以去，但是甘草它是個輔助性的藥物，它去不去問題不是太大，主要是小柴胡湯柴胡不能去。這就是說小柴胡湯關鍵是柴胡。

我們大家都記得第 28 條桂枝去桂，是不是去桂，我認為不是去桂，但是它有些不同。小柴胡湯的組成必須有柴胡，那麼剛才給大家講，往來寒熱也好，胸脅苦滿也好，沒有柴胡是治不了的。

五、柴胡劑的臨床應用

我們剛才一直講小柴胡湯的證是第 37 條：「太陽病十日已去，脈浮細而嗜臥者，外已解也。設胸滿脅痛，與小柴胡湯，脈但浮者，與麻黃湯。」

我給大家講這一條應該如何認識，首先小柴胡湯唯一的病就是小柴胡湯證，今天上午發病，今天下午就是小柴胡湯證，這個很少，總是有一個過程，所以說十日已去，十日已去就是病邪從表部已經到了半表半裏也就是

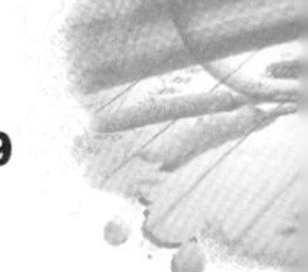

樞部，它的特點就是胸滿脅痛，苦也好，滿也好，急也好，結也好，都是滿。

為什麼要講，因為我臨床上有過教訓，就是有個人一感冒，又發燒又流鼻涕又頭悶，胸脅苦滿很嚴重，我就開小柴胡湯試試，一點效果都沒有。還是那個症狀必須葛根湯，葛根麻黃湯才有效，所以開始即使有胸脅苦滿一定要以證為主，他的證是什麼證，不能只憑胸脅苦滿來判斷。小柴胡湯證它總是要過幾天才出現，那麼說過幾天就一定是小柴胡湯證，也不一定，還要看脈，脈浮者是麻黃湯證，說明十日之時病還在表部，因為脈還是浮脈。《傷寒論》就是講那個關鍵症狀，其他不講，脈浮，頭項強痛，惡寒，無汗，麻黃湯。

我給大家舉個例子，我們榆次區有一病人因為發燒在晉中市某醫院住院住了 20 多天，也請專家會診了，後來又去了北京某醫院住了半個月，體溫降下去了，就回了榆次，沒過一個禮拜又發燒，嚇壞了，查也沒有查出什麼病，經人介紹找我，那時候年輕，我騎車過去，我看了就是胸脅苦滿，還有一些其他症狀，所以我就開了小柴胡湯，我囑咐他煎成以後分三次喝，他喝了一次以後就再沒有發燒，所以這個病程長了用小柴胡湯，劉紹武先生說傷寒病到了後期大多是小柴胡湯證，就是說時間長了大多是小柴胡湯證。

第 99 條：「傷寒四五日，身熱惡風，頸項強，脅下滿，手足溫而渴者，小柴胡湯主之。」

如果這一條把脅下滿去掉，就是桂枝湯證，身熱惡風，頸項強是葛根湯證，但是有個脅下滿，所以說傷寒四五日。

第 100 條：「傷寒，陽脈澀陰脈弦，法當腹中急痛，先與小建中湯，不瘥者，小柴胡湯主之。」

這一條我剛才已經給大家講了，可是我們說是不是就是先予小建中湯，不效再予小柴胡湯呢，不是的，為什麼呢？我在臨床反覆試驗，第一次是有一個中年婦女，她就是肚子疼，找我來看，她是胸脅苦滿特別重，反而沒有腹動亢進，我就開了個小柴胡湯。

結果吃了 3 劑好得很俐索。如果沒有胸脅苦滿而有腹動亢進，是小建中湯證；如果沒有腹動亢進而有胸脅苦滿，是小柴胡湯證；如果又有腹動亢進，又有胸脅苦滿，那就用小柴胡湯合小建中湯。

第 145 條：「婦人傷寒，發熱，經水適來，晝日明瞭，暮則譫語，如見鬼狀，此為熱入血室，無犯胃氣及上二焦，必自癒。」

這一條和其他兩條，它主要講的是熱入血室，血室主要指的是肝脾，因為他刺期門及用小柴胡湯能治，肯定病位在脅下，刺期門，期門也在脅下，無犯胃氣，胃氣主要指的是結腸，胃氣在這裏實際是中焦。

這病在半表半裏，在脅下，不要用下法，也不要用吐法，無犯胃氣、上焦，上焦指的是胃，在這兒不讓你犯胃氣，不要用吐法犯上焦，不要用下法犯中焦，所以說無犯胃氣及上二焦。

第 230 條：「陽明病，脅下硬滿，不大便而嘔，舌上

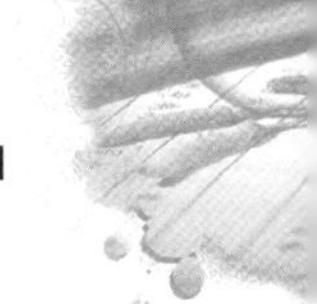

白苔者，可與小柴胡湯，上焦得通，津液得下，胃氣因和，身濈然汗出而解。」

上焦得通，指的是我們心下的痙攣狀態解除，津液得下，胃氣因和，胃氣主要指的就是結腸，橫結腸以下，胃氣和，肯定大便就能下，大便一下，身就濈然汗出。

在《傷寒論》裏不論是什麼病只要是外感性疾病，六病發熱不管用什麼治法，最後都要出點汗才能好。比如說桂枝湯，桂枝湯證本身就自汗，自汗它不祛邪，服桂枝湯出汗則祛邪。比如說白虎湯，吃白虎湯也要出點汗，就是吃承氣湯也要出點汗，不過這些出汗不比麻黃湯證，只有吃發汗藥它才能出汗。那麼這裏我們看出上焦主要指的是胃，中焦是降結腸、橫結腸。

我舉個例子，我的小孫子每次發燒都是用葛根湯，咳嗽用小青龍湯，有一次他又發燒，我又開了葛根湯，吃了以後不退燒，他和我不在一起住，我就去了，去了腹診了一下，胸脅苦滿，他這次一發燒，先出現手足冷，隨後發熱，所以我斷定是小柴胡湯證，第一有胸脅苦滿，第二先冷後熱，也可以叫寒熱往來，一劑大便下熱退。關於這個寒熱往來，臨床上太少了。

我這一輩子，典型的寒熱往來才見到一例，那時我特別年輕，才 20 多歲，是用奎寧治好的。第一急性病出現寒熱往來的概率太小了，第二慢性病就沒有寒熱往來，所以小柴胡湯證的診斷還是依靠胸脅苦滿，但見一症便是，指的應該是胸脅苦滿。關於第 143 條、第 144 條、第 145 條，也包括第 216 條都是熱入血室。

涉及上焦的條文還有第 243 條：「食穀欲嘔，屬陽明也，吳茱萸湯主之，得湯反劇者，屬上焦也。」

這一條好多解釋都是喝吳茱萸湯以後症狀加重是小柴胡湯證，我們想想，食穀欲嘔，剛才說，食穀者噦不能予小柴胡湯，它怎麼就可以，所以說這一條的讀法，我是這樣讀：「食穀欲嘔，屬陽明也，得湯反劇者，屬上焦也，吳茱萸湯主之。」就是說你吃飯以後想嘔，或嘔幾口，一般出現在下午陽明時。這種情況一般是吃過午飯，休息一下，休息起來有這個情況，得湯反劇，這是個症狀，這種病比如說他中午吃一個餅，下午可能沒有這個症狀，如果他中午喝了湯，反而這個症狀嚴重，得湯反劇就是他越吃得稀這個症狀越嚴重，這是吳茱萸湯證，這個病就在胃，不是在其他地方，我的胃就是這種情況，午休起來不敢喝水，必須到半下午才可以喝水，如果午休起來喝一杯水，那麼胃就脹一下午。

我們家鄉愛吃油炸糕，我中午吃油糕，吃三四個油炸糕，什麼也不喝都能消化了，如果吃兩三個油炸糕再喝一碗湯麵，就消化不了，就是說得湯反而不行。我給大家舉個例子，我們榆次某學校校長，他的兒子，當時就十二三歲，就是這個病，每天吃了中午飯後吐幾口，在榆次醫院反覆治治不好，最後準備來北京治，他向校長請假，校長問他為什麼要去北京，他說了情況，校長和我很熟，讓他找康大夫試試，不行再去北京。他就來找我，來了以後，這個小孩非常聰明，表述的症狀特別好，我就開了吳茱萸湯，吃了 3 劑再沒吐，後來他父親說他不能喝飲料，一喝飲料就吐，所以說這一條上焦指的是胃。

第 159 條：「傷寒服湯藥，下利不止，心下痞硬，服瀉心湯已，復以他藥下之，利不止，醫以理中與之，利益甚，理中者理中焦，此利在下焦，赤石脂禹餘糧方主之。」

在這裏理中者理中焦，那麼中焦主要指的是結腸、小腸，這利是直腸利，此利在下焦，下焦指的是直腸，所以直腸利必須用赤石脂禹餘糧方治療。

第 282 條：「少陰病，欲吐不吐，心煩，但欲寐，五六日自利而渴者，屬少陰也，虛固引水自救，若小便色白者，少陰病形悉具，小便白者，以下焦有寒，不能制水，故令色白也。」

在《傷寒論》裏，上焦指的是以胃為主的上部，中焦指的是以結腸為主包括小腸的中部，下焦主要指的是以直腸為主的下部，我們可以把三焦這樣認識，上焦指的是上腹部，主要內臟是胃，包括肝脾，中焦指的是中腹部，內臟主要是結腸和小腸，下焦指的是小腹部，內臟主要是直腸，包括生殖泌尿系統。

第 266 條：「本太陽病不解，轉入少陽者，脅下硬滿，乾嘔不能食，往來寒熱。尚未吐下，脈沉緊者，與小柴胡湯。」

這一條主要是講太陽病轉入少陽病的鑒別診斷；本來太陽病應當是發熱、惡寒或自汗，惡風是麻黃湯證或桂枝湯證。所以說寒熱往來、心下滿就轉到少陽了。

第 379 條：「嘔而發熱者，小柴胡湯主之。」

這一條主要講的是後期的護理，不是只憑嘔而發熱，就用小柴胡湯，這不準確，必須有其他症狀。

第 394 條：「傷寒瘥以後，更發熱，小柴胡湯主之。脈浮者，以汗解之；脈沉實者，以下解之。」

這一條是說用小柴胡湯後的兩種情況，在臨床上的診斷很有價值，說傷寒瘥以後更發熱，小柴胡湯證是表微結，裏也微結，表微結是微惡寒，裏微結是大便硬、不大便，那麼你確定它是小柴胡湯證後，你給他服小柴胡湯後，他有兩種向癒的情況，一個是出汗，脈浮者以汗解之，就是說他脈浮說明表微結比裏微結重，表微結較多，裏微結較少，所以出汗而解，脈沉實則裏微結較重，表微結較輕，所以隨大便而解，這個確實是這樣。

我的一個同事，他的一個親戚在晉中市某醫院住院住了很長時間，發熱不退，住的西醫病房，各種藥都用了，就是不退燒，西醫大夫提議找個中醫看看，同事就叫我過去。我看了，這個病人除發燒之外就是胸脅苦滿，除胸脅苦滿之外就是不大便，舌苔很厚，脈沉實，我就開了小柴胡湯，我不記得當時是怎麼說的，後來我的同事說他的親戚說：「康大夫怎麼那麼神奇，怎麼知道我晚上大便一次就會好呢！」當時我是順便說了一句，晚上一大便，很快就不燒了。還有我的一個學生，今年四十七八了，去年他的父親住院時給我打了一個電話，我問什麼情況，他說：「發燒好幾天了，我給吃了麻黄附子細辛湯後就一天沒有發燒，而且自己拉了一褲子。」當時我聽了這個情況有點怕，吃麻黄附子細辛湯這個病很重，而且又不自覺地拉了，是不是裏部脫了？而且又叫我，說明這個病很重。他把我接過去，我看了胸脅苦滿特別重，舌苔有點黃，就是個小柴胡湯證，我說就是小柴胡湯證，你怎麼開麻黃附子細辛湯，他說他沒有腹診。這個小柴胡湯證，不腹診太難診斷了。可能是他父親生病，有點著急了沒有腹診，本來是個小柴胡湯證，吃一劑小柴胡湯就不燒了。

第 103 條：「太陽病，經十餘日，反二三下之，後四五日，柴胡證仍在者，先與小柴胡。嘔不止，心下急，鬱鬱微煩者，為未解也。與大柴胡湯，下之則癒。」

大柴胡湯就是小柴胡湯加枳實、白芍、大黃以助柴胡緩解痙攣而去實。

第 165 條：「傷寒發熱，汗出不解，心中痞硬，嘔吐而下利者，大柴胡湯主之。」

大柴胡湯裏邊有大黃，有下利為什麼用大柴胡湯，心中痞硬和心下急是類證，這個利是大便正常，大柴胡湯證腹診面積特別大，所以是心下急，從左到右包括心下都痙攣，也就是說痙攣特別厲害，小柴胡湯必須用枳實、白芍幫這個忙才能鬆解痙攣。中醫主要是治證，有病必有證，不管什麼病，必定有個證。一旦得病有大柴胡湯這個證，就用大柴胡湯治。

我給大家講個小例子，有個七八十歲的老年男性患者，他得了牙痛，牙痛特別厲害，找一個大夫給他開了 5 劑藥，他帶著處方，我看了這個處方有不下 30 味藥，5 劑藥在我們那兒的價格花了 250 多塊錢，但是沒效。我看他是心下急、心下痙攣特別厲害，就給他開了大柴胡湯，3劑，花了60多塊錢，吃完3劑，一點也不疼了。這就是說牙痛只要符合大柴胡湯證用了都有效。

我還有一個治慢性病的例子，太原有一個病人，他是血糖高，沒有吃西藥，想吃中藥治療，他胸脅苦滿特別重，就是一直給他吃大柴胡湯，吃到70劑後血糖正常。

第104條：「傷寒十三日不解，胸脅滿而嘔，日晡所發潮熱，已而微利，此本柴胡證，下之以不得利，今反利者，知醫以丸藥下之，此非其治也。潮熱者，實也，先宜服小柴胡湯以解外，後以柴胡加芒硝湯主之。」

這個是小柴胡湯加芒硝用下法，這個我用過一次用錯了，用過一次不但沒治好，反而讓病人住院了。但是這一條我們常常是把小柴胡湯和桃核承氣湯合在一起治療。

比如說我在好多年前治療過一個梅尼埃病，是個中年女性患者，她是一個戲劇演員，在我們當地有點名氣，得了這個病不能演戲，到了臺上就頭暈，在我們當地醫院住院住了40多天也治不了，後來找我，我看了有兩個症狀，一個胸脅苦滿，一個少腹急結，脈是弦脈，我就把小柴胡湯和桃核承氣湯合在一起，吃幾劑就好了，這個診斷很重要。前幾天我治了一個闌尾炎患者，是一個80多歲的老太太，到醫院做手術醫生也不想給做，80多歲了，家屬也不願意給做，就到我這兒了。我看有胸脅苦滿，闌尾炎就相當於少腹急結，我就給開了小柴胡湯合桃核承氣湯加了牡丹皮，吃幾劑就好了。

第107條：「傷寒八九日，下之，胸滿煩驚，小便不利，譫語，一身盡重不可轉側者，柴胡加龍骨牡蠣湯主

之。」

這個方子，我想凡是學傷寒的或者學中醫的都用得很好，可以治療小兒多動症、精神分裂症等。我給大家講一下它治療腰疼，尤其是腰痛不能轉側。最初這個病人是我的親弟弟，他在農村經常腰疼，每次疼都是開個葛根湯，吃 3 劑，他就好了。有一次回我家，他又腰疼了，又是開的 3 劑葛根湯，到我出門診的時候他來了，我說：「你疼不疼了？」他說就沒有療效，我就趕緊腹診，發現胸脅苦滿很嚴重，我就開了柴胡加龍骨牡蠣湯，到禮拜天回去問他腰還疼嗎？他說吃 1 劑就不疼了。所以說這個方子治腰椎間盤突出、椎管狹窄及膨出，效果非常好，應該說按《傷寒論》可以合葛根湯，但是我們有個疏肌散，疏肌散就是葛根、羌活、防風、桂枝、炙甘草五味藥組成的，如果是椎間盤突出，我們就合上，再合上枳實芍藥散，那就是大柴胡湯了，大家可以試試，只要是他符合胸脅苦滿，脈也不是太不好，就是說這個病人體質還是不錯的，你就用這個方子治，一般中年人 40 歲左右需要用 70 劑，六七十歲以上估計 100 劑。

我治了很多，你用理療也好，牽引也好，治好會復發，如果用這個方子治好幾年不復發或復發很少。

第 146 條：「傷寒六七日，發熱微惡寒，肢節煩疼，微嘔，心下支結，外證未去者，柴胡桂枝湯主之。」

這就是小柴胡湯和桂枝湯合方，只要你符合胸脅苦滿、腹動亢進這兩個症用這個方子幾乎問題不大。

我可以給大家舉個例子，我們那兒有個院長，他是心內科專家。有一年，他重感冒 20 多天，作為院長好不了，上不了班不行，他是內科專家，輸液什麼藥都用過，就是不好，最後決定吃中藥，他們醫院中醫科主任給開了 3 劑藥，不見好反而加重了，就不吃了。

因為我兒媳在他們醫院，就說：「那就讓我公爹給看看吧。」我去了，看了以後，就是胸脅苦滿與腹動亢進同時存在，就開了柴胡桂枝湯，吃了 3 劑，好了大半。所以可以這麼說，我在榆次，從行政系統到西醫專家我都看過，一般情況西醫看不起中醫，這個院長是西醫心內科專家，我寫《三部六病翼・試習傷寒論》這本書時，好多西醫的知識都請教過他。

第 147 條：「傷寒五六日，已發汗而復下之，胸脅滿微結，小便不利，渴而不嘔，但頭汗出，往來寒熱心煩者，此為未解也，柴胡桂枝乾薑湯主之。」

柴胡桂枝乾薑湯這個方子非常好，我給大家講一個病例你就知道它的好。有一個副院長，他是一個外科專家，有一次，他到青島旅遊，在外地病了，是腦梗塞，在當地住了院，經過一段時間治療，肢體恢復得很好，就是舌頭說話困難，不能說話。當時實在沒有辦法了，就想吃中藥，我有個師弟在他們醫院，師弟說：「吃中藥還是找我師兄吧。」我給他開了柴胡桂枝乾薑湯，開了 3 劑藥，吃完全好了。

我給大家講這個原理，他這個舌頭不得勁，我去和他說話、診脈、腹診以後，具備這麼幾個特點：第一他舌根特別乾，乾得舌頭不得勁，不是中樞性的舌頭不得勁，是

舌根乾得不得勁，口乾特別厲害；第二，胸脅苦滿特別重；第三，容易頭上出汗。我們說這就是中部有鬱結，上邊有熱，下邊有寒。這個診斷標準就是胸脅苦滿、口乾、頭汗，只要有胸脅苦滿、口渴、頭汗就可以用柴胡桂枝乾薑湯，你診斷不要管他的病只管他的三個症，沒有頭汗，只有胸脅苦滿、腹動亢進、口乾，也很準確。他是搞外科的，從此以後有病就找我。

第 318 條：「少陰病，四逆，其人或咳或悸，或小便不利，或腹中痛，或泄利下重者，四逆散主之。」

這個四逆散就是柴胡、枳實、白芍、甘草四味藥，這個方子也非常好，它主要是針對淋巴系統的痙攣、平滑肌的痙攣，它是純粹的一個半表半裏證。它這個脈一般說是遲而弦，我給大家舉個例子，有一個病人，他結婚以後不生育，經過檢查，精子成活率低，他找到我的時候，首先是診出脈特別慢，脈搏不到 50 次／分，腹診胸脅苦滿，心下痙攣比大柴胡湯證的面積還要大，幾乎延續至中腹、臍及臍以下整個腹部。我看了這個情況就開了四逆散，吃了幾劑以後我就加了一點淫羊藿、山茱萸等幾味藥，一直吃到 70 劑以後，脈搏變成 70 次／分，精子常規化驗完全正常。這就是給大家講這個道理，要掌握診斷技巧。

還有一個奇怪的病人，他是一個過敏性紫癜患者。我治療過敏性紫癜特別多，每年治好多。這個紫癜患者他是一個中年男子，是在踝關節的上下滿布的紫癜，已經治了三年沒有好，他去了我的門診，我看他和剛才講的那個病人的脈和腹診是完全一樣的，我還是開了四逆散加了一點金銀花，吃了 20 幾劑就好了。所以說必須是準確診斷，才能有效治療。

第 149 條：「傷寒五六日，嘔而發熱者，柴胡湯證具。而以他藥下之，柴胡證仍在者，復與柴胡湯。此雖已下之，不為逆，必蒸蒸而振，卻發熱汗出而解。若心下滿而硬痛者，此為結胸也，大陷胸湯主之；但滿而不痛者，此為痞，柴胡不中與之，宜半夏瀉心湯。」

第 94 條：「太陽病未解，脈陰陽俱停，必先振栗汗出而解。但陽脈微者先汗出而解；但陰脈微者下之而解。若欲下之宜調胃承氣湯。」

這一條有一個陰陽俱停，我給大家講一下「陰陽俱停」，這個「陰陽俱停」是寸脈、尺脈都停，他為什麼會停呢？這個病人是戰汗，就是發抖，現在這個症狀很少見，一直發抖，抖得左、右脈都摸不見，這樣一種戰汗現在我們估計見不到，但是我們吃小柴胡湯容易出現這種症狀。比如說他是小柴胡湯證，你給他開小柴胡湯方，一定要把醫囑說清楚，告訴他吃這個方子會有點惡寒，有點怕冷，有點冷得抖，不用怕，過一會兒就會好。這句話你一定要說到，因為我吃過這個虧。

我們村有一個和我同姓的人，他頭暈，沒有發燒，我看了就是一個小柴胡湯證，就給他開了小柴胡湯，開了 3 劑，我一個星期後回家的時候，他說：「你這個藥還要把我毒死呢！」我說：「怎麼了？」他說：「吃了你開的那個藥，蓋了兩床被子還冷得我發抖。我才知道這是治療反應。」我說：「你現在還頭暈嗎？」他說：「頭不暈了，但幾乎把我整死，我再也不用你看了。」從那以後他再沒有找我看過病。

一般說吃小柴胡湯起碼會感到有點兒冷，因為我有這個體會，吃了小柴胡湯感覺冷，一想這是服小柴胡湯的反應。那麼這一條汗解之和下解之和咱們剛才講的那一條都是一樣的，但陽脈微者先汗出而解，但陰脈微者下之而解，尤其是若欲下之宜調胃承氣湯，這是後人加的，不應該是仲景原文，因為吃小柴胡湯，如果表結重，應從汗出而解，裏結重從大便而解，這是病解的兩個途徑。

《傷寒論》的條文我就給大家講這些，《傷寒論》以外的小柴胡湯的加減就沒有數，沒有邊際，你想怎麼加減就怎麼加減，尤其是我們三部六病，你掌握了急性六病，可以根據他的病症隨證加減，剛才我講的小柴胡湯、大柴胡湯、柴胡桂枝湯，我們在實踐中都可以用。

比如說，有一次，有一個病人一直發燒，我去看了，就是胸脅苦滿，我就用小柴胡湯加 30 克石膏，這是隨證加減。那麼加減最好的是什麼呢？就是我老師用小柴胡湯創立的協調方，五臟各有一個，調肺湯、調心湯、調胃湯、調肝湯、調腸湯，還有理目湯、理鼻湯等都是用小柴胡湯加味，這些方子用起來都很好用。三部六病的書，這些方子都有介紹，我就不多介紹了。

我們說《傷寒論》有兩個層面，第一個層面是知識，第二個層面是智慧，知識可以在書上學到，智慧必須是把知識運用到實踐中去，勤思考、勤實踐，再深思考、勤總結，如此反覆才能學到。你坐在家，再讀書你都不行。知

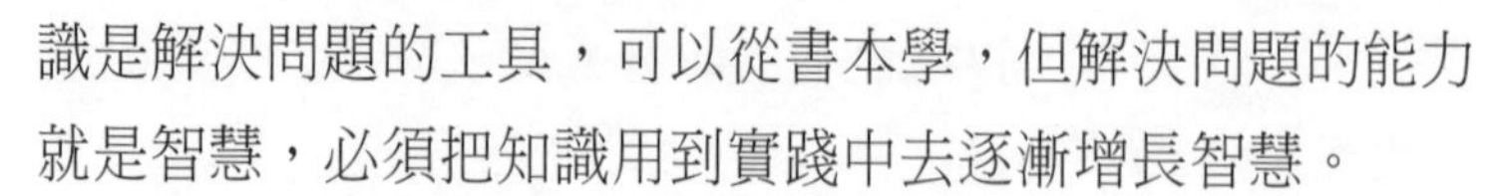

識是解決問題的工具，可以從書本學，但解決問題的能力就是智慧，必須把知識用到實踐中去逐漸增長智慧。

所以說《傷寒論》給的知識主要就是398條條文，但是給我們的智慧卻是無邊無際的，我的師兄臧東來，近年用十棗湯治療咳嗽治得非常好，他用十棗湯怎麼用，用一定劑量的十棗湯，再多加大棗煮，一直煮，煮到水沒有了，把大棗拿出來放著備用，符合他的診斷標準就吃棗，他先吃了，後來給好幾個病人吃，效果非常好。所以說《傷寒論》給我們的智慧確實非常多。

在場聽課的同好們將來大概都要從事臨床工作，作為一個臨床大夫，我覺得就是劉紹武先生說的，只有準確診斷，才能有效治療，這是必需的。我們老家有一句話，就是「醫不自治」，就是醫生不能給自己看病，我說那是假的，那是他的診斷技術不過關，過關怎麼會不能治，你可以在自己身上治，這樣體會最清楚。你給別人看，還得問，還得去分析，病在你自己身上你能不知道？你肚子疼、頭疼，你能不知道？應該是自己能給自己治，在自己身上是最好的實驗室，可以說在臨床上我個人是個小實驗室，我的整個家族是我的一個大實驗室，越是給自己治越能體會到治療的過程與效果，作為一個醫生，應該追求「準確診斷，有效治療」，這才是醫學。西醫也是這樣，我相信我們的老師們現在就是這樣，我們的同學們將來也會是這樣，都是這樣的好大夫。

謝謝大家！

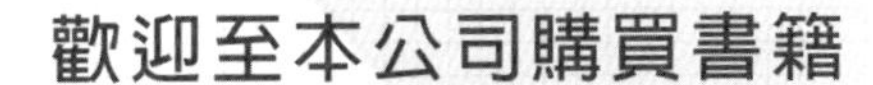

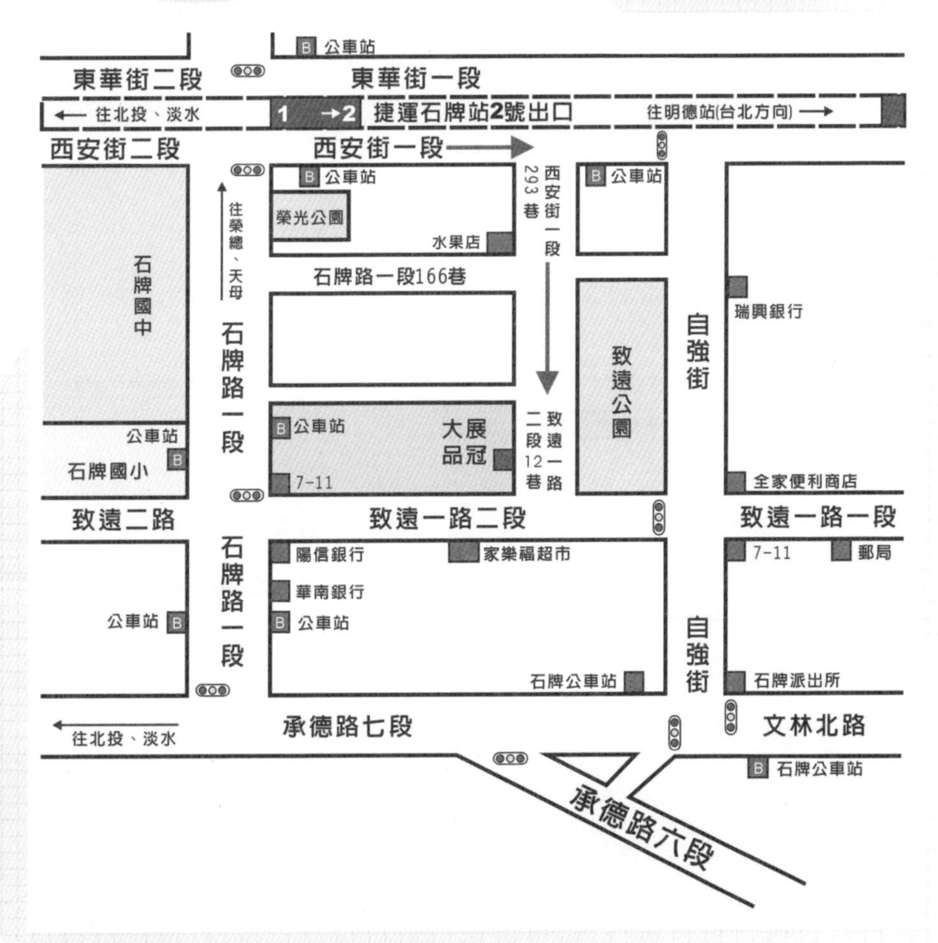

建議路線

1.搭乘捷運，公車

淡水線石牌站下車，由石牌捷運站２號出口出站(出站後靠右邊)，沿著捷運高架往台北方向走(往明德站方向)，其街名為西安街，約走100公尺(勿超過紅綠燈)，由西安街一段293巷進來(巷口有一公車站牌，站名為自強街口)，本公司位於致遠公園對面。搭公車者請於石牌站(石牌派出所)下車，走進自強街，遇致遠路口左轉，右手邊第一條巷子即為本社位置。

2.自行開車或騎車

由承德路接石牌路，看到陽信銀行右轉，此條即為致遠一路二段，在遇到自強街(紅綠燈)前的巷子(致遠公園)左轉，即可看到本公司招牌。

國家圖書館出版品預行編目資料

三部六病臨證發微／武德卿　編著　——初版
——臺北市，大展出版社有限公司，2022〔民 111.05〕
面；21 公分——（中醫保健站；108）
ISBN 978-986-346-364-1（平裝）
1.CST：傷寒論　2.CST：研究考訂
413.329　　111003238

三部六病臨證發微

編 著 者／武　德　卿
責任編輯／翟　　昕
發 行 人／蔡　森　明
出 版 者／大展出版社有限公司
社　　址／台北市北投區（石牌）致遠一路 2 段 12 巷 1 號
電　　話／（02）28236031 · 28236033 · 28233123
傳　　真／（02）28272069
郵政劃撥／01669551
網　　址／www.dah-jaan.com.tw
E-mail／service@dah-jaan.com.tw
登 記 證／局版臺業字第 2171 號
承 印 者／傳興印刷有限公司
裝　　訂／佳昇興業有限公司
排 版 者／弘益企業行
授 權 者／山西科學技術出版社
初版 1 刷／2022 年（民 111）5 月

定　價／280 元

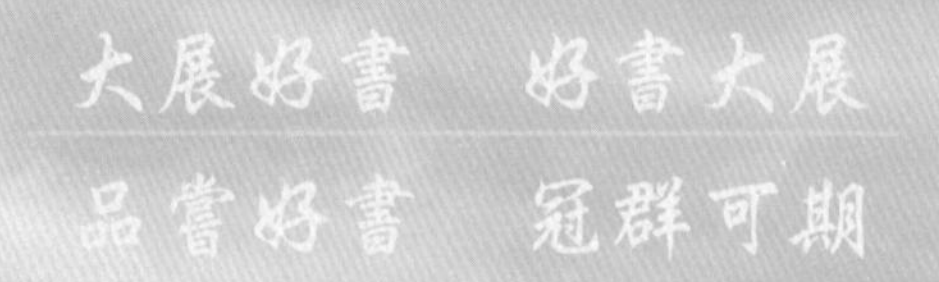
大展好書　好書大展
品嘗好書　冠群可期

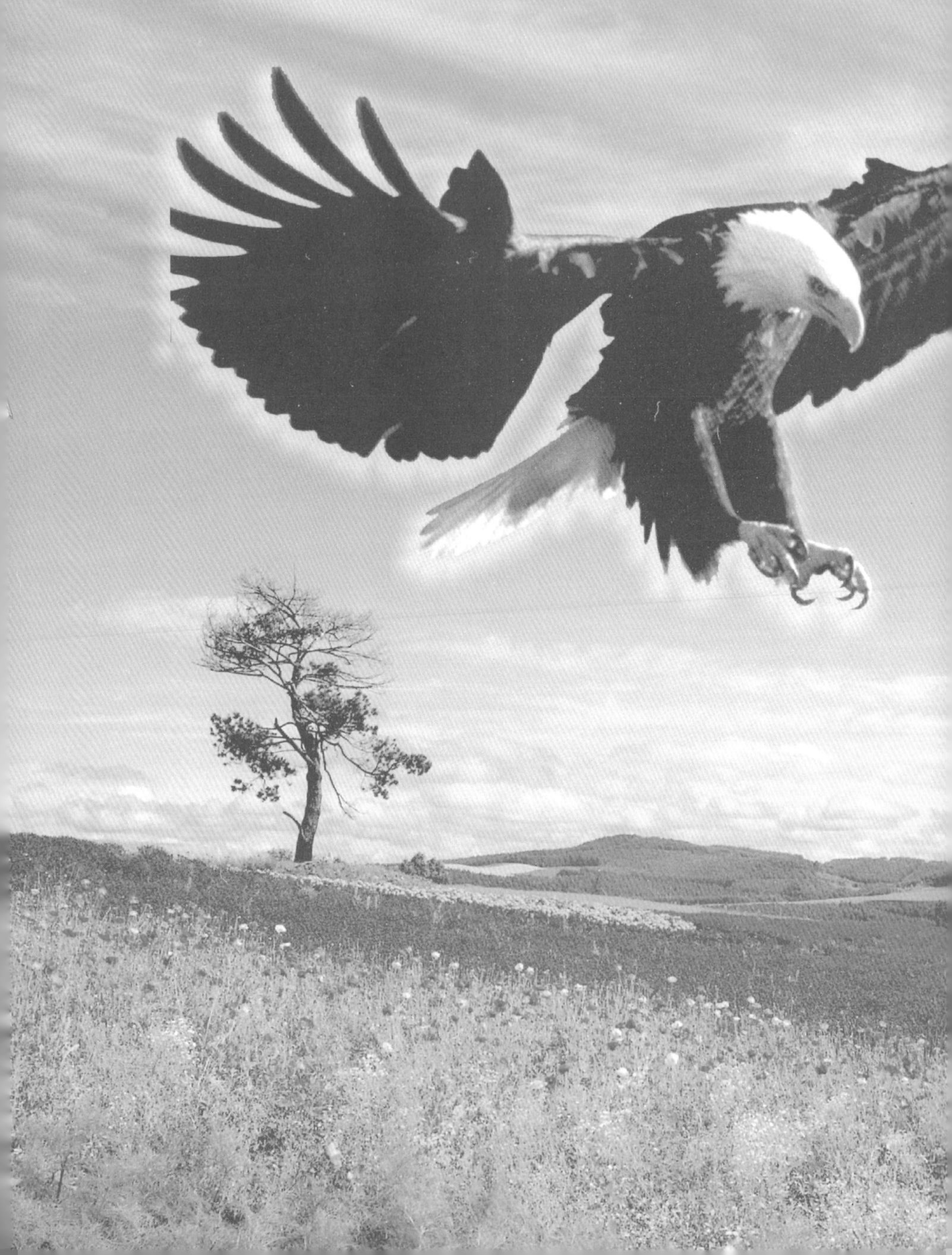

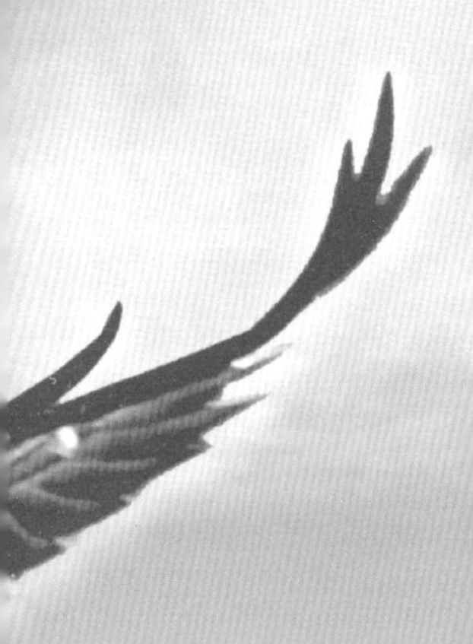